「空腹」時間が病気を治す

満腹をやめると
〝若返り遺伝子〟
も蘇る

石原結實

青萠堂

★新型コロナウイルスへ緊急提言

本書を書き上げようとしている2020年5月下旬はまさに全世界が、「新型コロナ肺炎」により大混乱、パニックの中にあります。

発生源とみられる中国はやや沈静化の兆しを見せているものの、未だ予断を許さない状況にあり、アメリカ、ブラジル、スペイン、イタリアを始め、欧米諸国を含めた全世界の感染者の数は600万人を超え、死者も40数万人に迫る勢いと、増加の一途を辿っています。

ロックダウン（都市封鎖）がなされているのにかかわらず、この状態です。（数字は6月現在）

日本も4月7日に非常事態宣言が出され、外出自粛や、飲食店、スポーツジム、各種イベントの営業や開催の自粛要請がなされた結果、新幹線をはじめ在来線、地下鉄はガラガラで、異様な状況です。銀座を歩いていても、デパート、各種専門店、レストランやバーが文字通り軒並み閉鎖されており、まるで、ゴーストタウンの中にいるようです。

ＩＴ、スマートフォンで、知りたい情報は即座に得られ、宇宙旅行にも行けるような技術を身につけた超便利生活の中にいる文明人が、たかが（されど）ウイルス如きに、健康、生活、経済……を奪われ、途方に暮れている、というのが、今の状態です。

思い返せば、古代ギリシャ、古代ローマ、古代エジプト……などの文明は、その栄華を極めた時、突如として崩壊を始め、やがて衰亡していきました。

その原因については、いろいろ指摘されていますが一大要因は、疫病（伝染病）の発生です。国や文明を作るとき、人々は粗食に耐えながら、種々の努力をし、ときには、隣国と闘って体を動かし、健康状態にあります。

しかし、一たん国（文明）ができあがると、貴族を中心とした上層階級の人々は、体を動かさない上に、美食、飽食に陥ります。

古代ローマの貴族たちは前菜、ワインに始まり、肉や魚を中心としたメインディッシュ、果物や焼き菓子などのデザートといったフルコースの料理をお腹いっぱい楽しむという宴会を一晩に3回もこなしていた由。

最初の宴会から次の宴会、その次の宴会に移るときには、鳥の毛で咽喉をくすぐったり、吐しゃ剤を用いて、飲食物を吐き出していたといいます。

こうした美食、過食は、血液中に、糖、脂肪（中性脂肪、コレステロール……）などの栄養物、尿酸、乳酸…等の老廃物を増やし、漢方医学で二千年も前から言われている「万病一元、〝血液の汚れ〟から生ず」の〝血液の汚れ〟を惹起《じゃっき》するのです。

血液中の栄養過剰物、老廃物はウイルスや細菌の好餌になります。その結果、ウイルスや細菌が、血液内、体内に侵入し、感染症（疫病）が発生してくるのです。

古代ギリシャ、古代ローマ、古代エジプト……などの文明は、麻疹、マラリア、痘瘡、チフス、ペスト、コレラ…などのウイルスや細菌によって起こされた感染症（疫病）によって人々がどんどん死亡し、人口が半減ないし、4分の1減になった時、国力が衰退し、滅亡の道を辿ったといわれています。

日本に「腹八分に病なし、腹十二分に医者足らず」という金言がありますが、何と六千年前のエジプトのピラミッドの中の墓碑銘に、次のような言葉があるのだそうです。

〝Man lives on 1/4 of what he eats,
on the other 3/4 lives his doctor〟

これはエジプト文字からの英訳されたものですが、直訳すると、

「人は食べる量の1/4で生きている、残りの3/4は医者が食っている」で、「食べ過ぎが病気を招く」ことを皮肉たっぷりに見事に表現しています。

この伝でいくと、今、まさに全世界の人々をパニックに陥れている「新型肺炎」の直接の

原因は「コロナウイルス」かもしれませんが、これほどのパンデミックに至った本当の原因は、「食べ過ぎ」にある、と言ってよいでしょう。

コロナウイルスに１００人感染すると、

80人＝無～軽症

20人＝中～重症化

そのうち「17人」は、治療により治る。

「3人」が死亡

という「致死率３％」の病気です。

重症化する方の多くは、高齢者や慢性の肝臓病・心臓病・腎臓病や糖尿病など生活習慣病（別名「食べ過ぎ病」、「運動不足病」）を患い、免疫力の低下した人々なのです。

「新型肺炎で、ＩＣＵで治療を受けている人の約70％が肥満している」ということを、イギリスの医師が喝破しています。

２０１６年、大隈良典博士に授与されたノーベル医学賞は「ａｕｔｏｐｈａｇｙ《オートファジー》」の研究に対してでした。

「空腹」（飢餓、断食）になると、我々、人体を構成している60兆個の一つ一つの細胞の中に残存しているウイルス、古いタンパク質、老廃物などが消化（自食《じしょく》）されるという現象です。

この伝で行くと肺の細胞に侵入したコロナウイルスも、「空腹」の時間をつくることにより自食される可能性は十分にある、ということです。

つまり「過食」がコロナウイルスを招き、「空腹」がコロナウイルスに対抗してくれる可能性が十分にあるのです。

さて、肺炎や胆のう炎、膀胱炎…などの感染症を始め、ガン、心筋梗塞、脳卒中、膠原病、アレルギー疾患…などにおいても、中等度以上の病状になると、必ず「発熱」と「食欲不振」が表れます。

「発熱」と「食欲不振」は「病気にかかりましたよ」というサインと同時に「病気を治すための治癒反応」なのです。

犬、猫を始め、野生の動物（めったに病気はしませんが）は、病気や怪我をすると一切の食を拒否し、発熱して病気を治します。

「発熱」と「食欲不振（空腹）」こそが、白血球の力（免疫力）を強くして病気を治すための、神様が我々、動物に与えてくれている「治癒力」なのです。

この点については、本著の中で十分に述べています。

さて「空腹」になると「体温が下がる」のではないか、と一般の人々は思われるでしょう。しかし、空腹になると、むしろ体温は上昇するのです。

小鳥や鶏が抱卵して、卵をかえす時は14日（小鳥）から21日（鶏など大型の鳥）の間、母ドリは卵を抱き続けます。1日1回だけ巣より出てきて、少量の餌をついばみ、少量の水を飲むだけです。

卵は熱でかえすのですから、たくさん食べた方が十二分な熱が産生されるのなら、しっかり食べるはずです。しかし食べない方が存分な熱が産生されるから、少量しか食べないわけです。

その理由は本文中にも記していますが、最大の産熱《さんねつ》器官は、筋肉で、ついで肝臓、脳、心臓…などだからです。たくさん食べると、消化・吸収のために、血液が胃や小腸に集められ、大量の産熱器官である筋肉、肝臓、脳……へ巡る血液量が少なくなり、そこでの産熱量が少なくなるのです。

つまり「空腹は」は「体熱上昇」にもつながり、神様が動物に与えてくださっている二人の名医（食欲不振と発熱）を存分に働かせることができるのです。

人体内の病気は、「冷えたところ」に発生します。「胃の病気ではみぞ落ちが」「肝臓の病気ではそれが存在する右季肋部《きろくぶ》が」「子宮・卵巣の病気では、臍より下の下腹部が」「乳ガンでは乳房が」冷たい人がそうした病気にかかりやすいことを、私は46年の医師生活で、感得しています。

なぜなら、人体のあらゆる臓器は血液が運んでくる水、酸素、種々の栄養素、各種ホルモン、白血球や種々の免疫物質……により、その臓器（器官、組織、細胞）特有の働きを遂行しているのですから、血流が悪い（触ってみて冷たい）ところに病気が発生するわけです。

「空腹」により飲食物を消化するために必要な大量の血液を、胃や小腸に送る必要がなくなると、胃腸以外のあらゆる臓器、器官、組織、特に病気を患っている臓器、器官に潤沢な血液を送ることができます。

その結果、血液中の種々の栄養素、水、酸素、白血球や免疫物質によって、病気の組織、臓器が修復されていくわけです。

大動脈、動脈、静脈、大静脈…など目に見える大きな血管より、全身の臓器、器官、組織に網の目のように張り巡らされている目には見えない無数の毛細血管が健康増進、病気予防に大切であることが最近わかってきました。

「老化、食べ過ぎ、運動不足、ストレス、タバコの吸いすぎ、薬の服用しすぎ……などにより、こうした毛細血管は、消滅（ゴースト血管という）していき、血行が悪くなって、さらなる老化や種々の疾病が起こってくる」という説が、今、注目されています。

「空腹」は、この無数の毛細血管のゴースト化を防ぎ、再生力を高めることもわかってきました。

「空腹」こそ「体熱」を上げ、毛細血管及び、全身の血管の血流をよくし、健康増進、病気の予防、病気の改善に大いなる力を発揮するのです。


本書の中には、ご家庭で自己管理のもと行っていただくことを念頭に、「朝だけ」「朝昼の2回」「朝昼夕の3回とも（週または月1回）」を人参リンゴジュースや生姜紅茶を飲むことにより「空腹」の時間を作り、健康になる方法について詳しく、述べてあります。

やられてみて、「調子がよい」（これが大前提！）と思われたら、継続され、病気とは無縁の輝ける健康体を獲得してほしいものです。

悲観的に聞こえるかもしれませんが、今回のコロナウイルス感染症は「3密」を避ける、手洗いの励行、新薬やワクチンの開発で、一時的に抑え込むことができても、人類の「飽食」と「運動不足」が続く限り、また新しいウイルスや細菌による感染症が近い将来発生することは必定《ひつじょう》です。よって、その予防のためにもぜひ「空腹」生活を心がけたいものです。

最後に本書の刊行を快諾してくださり、編集も手がけてくださった（株）青萠堂の尾嶋四朗社長に深甚から感謝の意を捧げたい、と思います。

石原　結實

目次

第2章「空腹」が病気を治す 驚きの効能とそのメカニズム 75

カバーデザイン　熊谷事務所
本文デザイン　青鹿麻里

はじめに

私は、「病気を治すにはどうすればいいか?」、「健康になるためには何が必要か?」を、46年間にわたる診療を通して追究してまいりましたが、何をおいても、その一番の近道は、「『空腹の時間』をつくる」ことであるという結論に至りました。

そんなシンプルなことで病気は治るの?と不思議にお思いならば、私の「空腹」健康法を知ってご家庭で実践された方々のご報告を第1章の末尾にいくつかご紹介しましたので、ぜひお読みください。

体調を取り戻し、健康を維持するうえで、「空腹」が重要なことは、『「食べない」健康法』『なぜ、「おなかをすかせる」と病気にならないのか?』さらには、その名もズバリ、『空腹力』など、これまで数々の著書でお話してきました。

私は大学卒業後、血液内科を専攻し、その後、大学院の博士課程に進み、博士号もいただいておりますが、幸か(?)不幸か、幼少期は虚弱だったことから、病気を対症療法的に治療すること以前に病気にかからない体質を作ることに関心がありました。興味は自然療法に向かい、１９７９年に、スイスのチューリッヒにあった自然療法で名高いビルヒャー・ベンナー・クリニックを訪問して研修を受けたり、コーカサス地方の長寿村を何度も訪れて、その食生活を調べ、健康長寿の秘訣を探ったりしました。

また、コーカサスへのフライトの前に断食療法の権威である、モスクワのニコライエフ教授のもとを訪ね、断食療法が難病治療に驚くような実績をあげていることを自分の目で確かめました。（ベンナー・クリニックでも「空腹」的な療法を採り入れて、治療の効果を高めていました。）

「自然食」や「少食」の効果は、東洋医学にも通じることから、漢方の研究にも打ち込み、これらすべての経験が、私の目指す「医学」の方向は決して間違っていないと、勇気づけてくれました。

私は伊豆にベンナー・クリニックをモデルとする施設を開設し、ヒポクラティック・サナトリウムと名付けました。

ちなみに、ヒポクラテスは紀元前五世紀末期、ソクラテスなどとほぼ同時代の古代ギリシャの医学者で、病気やその治療法について、宗教的、呪術的要素を切り離し、科学としての「医学」の礎を築き、（西洋）医学の祖と呼ばれる人です。人間にはもともと自然治癒力が備わっているとし、医療とはそれを引き出すことであるというのが、ヒポクラテスの医療哲学で、すでに2500年以上も前に、食事や運動の大切さについて、『病気は食事療法と運動によって治療できる』という名言を残しています。

以来、サナトリウムにはたくさんの人が訪ねてくださるようになりました。数多くの方々に繰り返しご訪問いただいていることも、「空腹」の効果を実感されているものだと、一層の励みにしております。

これまで私は著書やメディアで「体温を上げる少食のすすめ」、「1日1食のすすめ」、「半日断食」など、おすすめしてきましたが、すべてはこの「空腹」健康法に行き着く過程だったと思いいたりました。本書では、誰でも楽に「〝空腹時間〟を持つ」ことにトライできるように解説し、その上で、病気を改善するための「空腹」健康法をレベルに合わせてご紹介しました。

私が東京のクリニックや伊豆のサナトリウムで、みなさまに、いつもマンツーマンでアドバイスしている健康法は、少食を軸に自然食、適度な運動、温泉入浴などをその人に合わせて慎重に組み合わせたものです。

かつて、「断食療法」について、「科学的根拠がない〝まやかし〟」だとか、「健康によいどころか、害がある」などの、それこそ「科学的根拠」を欠いた一方的な批判がありました。

私が35年前にこの施設で「人参・リンゴジュース断食」健康法をスタートした当時も、あたかも反社会的行為を行っているかの如く、周囲から白眼視されたものでした。しかし、その後、元東京都知事の石原慎太郎先生が20回以上も来て下さったことを契機に、首相経験者4名を含む閣僚経験者約20名の方々や、百人以上の国会議員など政界の方々が来てくださるようになり、さらに法曹界、経済界、芸能界やスポーツ界にも広がり、今では、一般の主婦、学生さん、さらにはお医者さんまで多士済々かつ多数の方においでいただき、また、少なからぬ数の方々がリピーターになっておられます

この間、テレビや雑誌のマスコミでも健康法として「断食」がとり上げられるようになり、「断食」はすっかり市民権を得た感があります。

本書では、書名を「空腹健康法」として、あえて「断食」という言葉を用いなかった理由の一つには、いまや、巷にあふれる、医師が直接指導しない、さまざまな「断食療法」との違いを明確にしたいという想いもありました。

「断食」と聞いて、ストイックでハードな悟りを得るための方法を思い浮かべる人も多い

と思います。（「断食」は歴史的にみても宗教的な修行と深い関係がありますが、）断食の健康効果が解明されるにつれて、お寺でも修業ではない健康法としての「断食」プログラムを提供したり、民間の施設でも、ファスティングと英語に言い換えただけで、何か新しい方法であるかのように装ったりなど、ピンからキリまでの「断食」が世に溢れています。

「水断食」「フルーツ断食」「すまし汁断食」・・・等々、枚挙にいとまがありませんが、各施設により「断食法」も少しずつ違っていますし、安易にダイエットやデトックス効果ばかりを謳っているところも少なからずあり、いろいろ混乱も生じているようです。

石原流「空腹健康法」の柱ともいうべき「空腹」（＝「少食」）について、サナトリウムを開設する以前から、分かりやすさも踏まえて「断食」という言葉を使っていましたが、こうした「断食」を取り巻く現状をみるにつけ、「断食」という言葉を使うことに、最近は少々ためらいを覚えるようになってきました。

私の「断食」はあくまでも健康を維持し、取り戻すための方法の1つであり、修行やダイエット目的の「断食」ではありませんし、「一日ゼロ食」であっても、生ジュースなどを摂るので、一切飲食物を摂らない「断食」や、水だけの「断食」とも違います。

そうしたことをいろいろ考えているうちに、次第に「空腹」健康法、あるいは「空腹の時間」健康法とするのがよいと思うに至りました。

従って、「空腹」はこれまで私がおすすめしてきた健康プログラムと一切変わるものではありませんが、誰にも自然に経験できる「空腹」は、「断食」という威圧感のある言葉とは違い、みなさんにも受け入れやすく、私の理想とする自然療法にふさわしい言葉と感じております。

「断食」を掲げる施設で、西洋医学をきちんと習得したお医者さんが指導している施設がごく少ないことも問題です。健康法としての「断食」であっても、きちんとした管理を欠けば、危険もともないます。「断食」は健康に効果があるが、知識がなければ、断食中に起こり得る不快な症状（好転反応）も克服するのが難しくなり、方法を間違えれば、かえって害となる可能性もあります。

サナトリウムで用意している、もっともスタンダードなプログラムとして、例えば、足掛け7日間「1日ゼロ食（生ジュース断食）」と3日間の補食期間を組み合わせた9日間コースがありますが、これは厳密かつ専門的な知識と経験に基づいて設計されたものであり、期間中は十分な管理のもとで実行いただいているものなので、**自己流でご家庭で行うことは決してなさらないでください。**

本書では、体の不調をどこかに感じている方々を念頭に、食習慣を見直し、「空腹」もしくは「空腹の時間」を活用して、体を活性化（リセット）することを重点に、「1日2食」からはじめて、「1日1食」そして「1日ゼロ食」までを段階を踏んで自分でできる実践法の要点をご説明し、私のサナトリウムやクリニックを訪問していただかなくても、ご家庭で実行できるような構成にいたしました。（もちろん、クリニックやサナトリウムをお訪ねいただくことは大歓迎ですが。）

なお、本書にご紹介した「空腹健康法」を実行されて、その効果に驚かれる方も、大勢いらっしゃることと思います。そうした方々が、もう少し難度の高いプログラムに挑戦してみたいとお考えになることも十分想像できます。3章では、ヒポクラティック・サナトリウムで実施しているような本格的な、しかし無理のない「断食」について解説させていただきました。ここでは、本書の目的である家庭でできる「空腹」健康法との混同を避けるため、「断食」という言葉をあえて用いていることをご理解ください。

令和二年五月

著　者

第1章

「空腹の時間」が病気をみるみる治す

石原式「空腹」基本食のすすめ

「1日2食」から始め、「1日ゼロ食」も楽しくトライ！

本書を手に取られた読者のみなさんは、どこかに体調の不調を感じている方々が多くおられるのではないかと思います。

心身ともに健康で血液等の検査でも異常がみられず、1日3食をよく噛んで、腹八分にし、運動や労働などの筋肉運動も十分に行っている、そういう人に対して、私が「1日2食」にしましょうなどと野暮なことを言うつもりはありません。そういう方々はどうぞ、これまで通りの食生活を続けてください。そして、本章を飛ばして先に進み、ご自分の食生活や健康状態の参考になさっていただければ、と思います。

しかしながら、毎年大勢の人が受診する人間ドックで、「異常なし」の人が7％前後しかいない、という事実があります。そして40歳以上の日本人の男性の半分以上が、「高」血糖、「高」脂血症、「高」血圧、「高」体重などの「高」のつく、いわゆる「メタボ」に陥っています。

そして、その原因は「食べすぎ」です。つまり、現代日本人の大半の人に対して、「食の量を少なくするように」という忠告をする必要があるのです。

その方法として、「なぜ、私の「空腹」健康法が安全で効果があるのか」、そのあたりのお話からスタートすべきかと思いますが、本書では、そこかしこのインターネット上などにも溢れている「断食療法」と、私の「空腹健康法」との違いを知っていただくために、まずは、具体的な実行法から、はじめさせていただこうと思います。

「断食」は健康を増進したり、免疫力を高めたりするのに、きわめて優れた方法ですが、その方法を間違えたり、自己流でおこなっても効果がでないばかりか、かえって健康を害するおそれもあります。

私が本書でおすすめする「空腹健康法」は、そうしたリスクなしに、ご家庭で無理なく実行かつ継続できるように、私の施設で長年にわたり実施してきた本格的な「〝断食〟健康法」をベースにした、いわばその簡易版というべきものです。

本章では、１日２食（＝朝食抜き）からはじめて、３つの段階（トライ）を通じて、ゴールである「１日ゼロ食」に至るまでのプログラムを詳しく説明しています。

まず「１日２食」（実行しやすいのは朝食抜き、昼は蕎麦など、夕は好きなものを〈アルコー

ル も可〉）からとりかかってみていただき、慣れてきたら、「1日1食」（夕食のみ）に移行していただくのが、もっとも始めやすく、続けやすいやり方だと思います。

これだけで十分効果を実感していただけると思いますが、慣れてきたら、2週間に1日程度でよいので、「1日ゼロ食」に挑戦していただきたいと思います。（これまで私は、この「1日ゼロ食」に〝断食〟という言葉を使っていましたが、これは「ジュース〝断食〟」というべきもので、厳密にいうと「断食」ではありません）

各トライ段階で、一貫してお願いしているのは、決して自己流に奔《はし》らないことと無理をしないことです。各トライの項で説明しておりますが、「朝食抜き」でも、「1日ゼロ食」でも、体調が良くなったと感じられない場合は、中止してください。また、無理なく「1日ゼロ食」まで進まれた方でも、やはり、体調の改善が感じられないとか、むしろ悪くなったように感じた場合には、その前段階の「1日1食（朝・昼抜き）」、もしくは「1日2食（朝食抜き）」までもどして、再スタートするようにしてください。

以下、順序を追って、各トライを説明します。

トライ1 「1日2食」でつくる「空腹の時間」で体は変わりだす

“朝食抜き”で始める「1日2食」

朝から食欲のない人は無理に食べる必要はありません。むしろすんなり食生活を「1日2食」に変えるいいチャンスと考えてください。食欲があって、1日3食あるいはそれ以上を続けていて、「メタボ」ほか種々の不調に悩んでいる人は、一度、朝食を思いきって抜いてみることを試してみましょう。

「腹八分に病《やまい》なし、腹十二分に医者足らず」という格言があります。

今の日本人は、「腹十二分」の食習慣のせいで、ガン、糖尿病、脂肪肝、高血圧、痛風、脳卒中、心筋梗塞、不妊等々の病気でもがき苦しんでいるのです。

（腹十二分）÷《ワル》3食＝（腹四分＝1食分）

（腹十二分）−《マイナス》（腹四分＝1食分）＝（腹八分）

腹八分目にするのは朝、昼、夕の毎食を腹八分にすれば計算は合いますが、実際問題として、そのようなコントロールは中々むずかしく、1日3食のうち、どれか1つ抜くのが、もっとも簡単かつ実行可能な方法です。

「空腹健康法」の第1ステップは「1日2食」（「1食抜き」）です。なお、今後、第2、第3とステップを上げるときにも同じように大切なことですが、「1食抜き」を続けるには「やってみて調子がよい」と感じることが絶対条件です。

〝朝食抜き〟（＝「朝の空腹時間」をつくる）をおすすめする理由

「1食抜き」を始める場合、仕事や就寝時間の問題など諸々の都合があると思います。

そうした都合に合わせて、抜く食事は朝、昼、夕のどれでも構わないのですが、今日は朝を抜き、明日は昼、その次の日は夜、などと一定していないのでは、続けることが難しくなりやすいものです、できるだけ習慣化するのがよく、そのためには、どれかに決める必要がありますが、理想的には、朝食を抜くのがよいと思います。

朝食は英語で〝Ｂｒｅａｋｆａｓｔ（ブレックファスト）〟、これはＦａｓｔ（断食する）をＢｒｅａｋ（やめる）という意味です。

数日ないし1週間の断食を続けたあとに、いきなり普通食を食べると、嘔吐、下痢、腹痛、名状しがたい不快感等に見舞われます。そのためこうした断食後は、重湯《おもゆ》（プラス梅干し、味噌汁の汁、しらすおろし）を朝夕2回、その翌日はお粥《かゆ》（プラス梅干し、味噌汁、しらすおろし、納豆……）を朝夕2回食べるなどして、徐々に普通食に慣らしていく必要があります。これを「断食」では補食といいます。（重湯＝水を多くしてお米を炊いた上ずみの汁）

朝は「吐く息が臭い」「目ヤニや鼻づまりがある」「尿の色が濃い」等々の症状がでやすいと思ったことはありませんか。これは、朝が血液の汚れを排泄している時間帯であるために起きる現象です。誰しも就寝中は「断食」と同様の状態なので、起床時は排泄《はいせつ》現象が旺盛《おうせい》になっているからです。

就寝中は何も食べないのですから、これを「ミニ断食」とすれば、「朝食」は断食後の1食目の補食です。固形食（ご飯、パン、メン類等々）は避けて、重湯、お粥などにするのがよいのです。ただし、重湯、お粥でも、胃腸が消化を始めると、排泄力が低下します、「吸収は排泄を阻害する」からです。そこで、朝食を抜くのがよいということになります。

「朝は何も食べてはいけない」わけではない

◇「紅茶」と「ショウガ（生姜）」で体を温める

生姜紅茶の作り方

① お湯を沸かし紅茶を入れます。紅茶はリーフでもティーパックでもOKです。

② 熱い紅茶の中に、すりおろししょうが、黒砂糖1かけまたは、はちみつ小さじ1を加えます。しょうがはカップ1杯に小さじ1～2杯。しぼり汁なら約3cc。生しょうがをすりおろすのが面倒な時は、粉末生姜を使ってもかまいません。

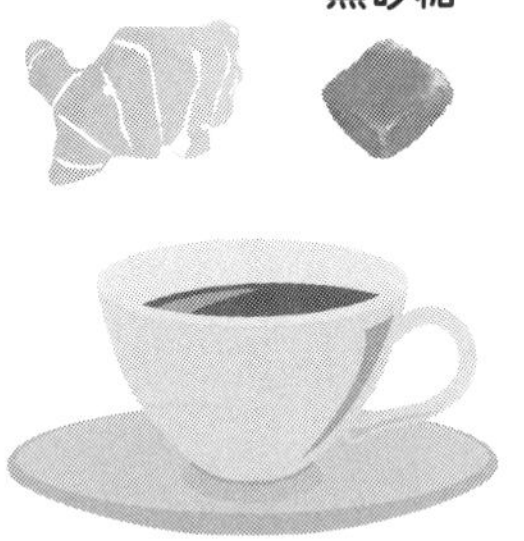

● 朝食のかわりに1～2杯。
のどが渇いたときに、他の水分をとる代わりに飲みましょう。

朝食を抜くといっても、まったく何も口にしない、というわけではありません。

朝食の代わりに紅茶です。

私の朝食抜き健康法でまずおすすめしているのが、紅茶です。

人体60兆個の細胞の活動源はほぼ100％糖分ですから、活力を取りもどすには熱い紅茶にハチミツ、又は黒糖を入れて飲むのがおすすめです。

朝は体温も低く、心身ともに活動能力が落ちているので、すりおろし生姜《しょうが》（又は粉末生姜）と黒糖（ハチミツ）を「うまい！」と思う分量を入れて「生姜紅茶」にすると、代謝が上がり、大小便の排泄もよくなり、気分もよくなります。

生姜は、我が国で医療用として認められている約200種の漢方薬のうち70％近くに生薬《しょうやく》として使われており、「生姜なしでは漢方は成り立たない」とまでいわれるほど高く評価されています。

英語の〝Ginger《ジンジャー》〟には、「生姜」のほかに動詞で「生姜で味つけする」の意味がありますが、そのほかに、

（名）意気、軒昂《けんこう》、元気、気骨、ぴりっとしたところ

（動）活気づける、鼓舞する

という意味があります。イギリス人も生姜の効能をよく知っていたということでしょう。

生姜の薬効の主役は、ジンゲロン、ジンゲロール、ショーガオールなどの辛味成分ですが、このほかに全部で約400種類にも及ぶファイトケミカル（植物性化学物質）の薬理作用と相乗して、次のような効果を発揮します。

①血管を拡張して、血流をよくして体を温める
②血圧を下げる
③血栓（脳梗塞、心筋梗塞）を溶かして、血液をサラサラにする
④脳の血流をよくして、「うつ」を防ぐ

⑤食中毒菌や肺炎球菌を殺す
⑥白血球の働きをよくして免疫力を高める
⑦発熱に対しては、発汗・解熱作用を発揮する
⑧痛みを軽減する
⑨消化液の分泌をよくして、消化を助ける
⑩めまい、耳なり、嘔気に奏効する
⑪「アポトーシス（ガン細胞の自殺）」を促進する
⑫糖や脂肪の燃焼を促進する
⑬性能力を増強する

これらの効能のうち、もっとも重要なものは、①の血流を改善し、体を温める効果で、これは免疫力を上げることに繋がります。さらに、高血圧、高脂血症を改善し（②、③）、アポトーシス（ガン細胞の自殺）を促し（⑪）、さらには生殖力もアップする（⑬）効果を合わせると、生姜はガン、糖尿病、不妊などを予防・改善する〝特効薬〟になる可能性があるといえるでしょう。

「すりおろし生姜」を味噌汁、納豆、豆腐、煮物、うどん、そば等々に「旨い！」と思える量を入れて食べる生姜三昧の生活をされるとよいでしょう。また、「熱い紅茶」に「す

りおろし生姜」と「ハチミツ又は黒糖」を入れ、これまた「旨い！」と思われる味にして、1日3杯を目安に愛飲されるのもおすすめです。

もし、ガンの術後、膠原病《こうげん》（リウマチ、シェーグレン病、潰瘍性大腸炎……）、慢性肝炎など、ある程度以上の病状をかかえている人は人参2本、リンゴ1個を刻んでジューサー（ミキサーではない！）にかけて作るジュースをコップ2杯と、生姜紅茶1〜2杯飲まれるとよいでしょう。

◇朝食代わりの強い味方「ニンジン（人参）・リンゴジュース」

人参・リンゴジュース療法は、昭和54年（1979）に、私が勉強に出向いたスイスのビルヒャー・ベンナー・クリニックで習ってきたものです。

ベンナー・クリニックは1897年、ビルヒャー・ベンナー博士考案の自然療法を実現するために開設された施設で、以来、ヨーロッパはおろか全世界から集まってくる難病・奇病の患者をベンナー流の食事療法で治療していました。

肉、卵、牛乳、バターなどは一切使われず、動物性の食物はヨーグルトだけ。ほかに黒パン、ジャガイモ、ナッツ、果物、ハチミツ、岩塩など自然の素材を用いて調理したメニュー

ビタミン・ミネラルの不足によって起こる症状、病気		
ビタミン（油溶性）	A	肌荒れ、視力低下、肺がん、肝臓がん
	D	骨・歯の脆弱化、くる病
	E	不妊、老化、動脈硬化
	K	出血
ビタミン（水溶性）	B1	脚気（むくみ、心不全）
	B2	口内炎、肝臓病
	C	免疫力低下、出血
	U	潰瘍
	P	血管の脆弱化（出血）
ミネラル	鉄	貧血
	亜鉛	皮膚病、性力低下
	マグネシウム	精神病、ガン
	カルシウム	骨歯の脆弱化、神経過敏
	カリウム	筋力低下
	コバルト	悪性貧血
	バナジウム	糖尿病

を提供。そして毎朝、必ず飲まないといけないのが人参2本、リンゴ1個で作られた生のジュースでした。

私が訪れた当時、ベンナー博士はすでに亡くなっておりましたが、当時、院長だったベンナー博士の姪《めい》のリーヒティ・ブラシュ博士に「なぜ人参・リンゴジュースが、病気に効くのですか」と尋ねたところ、「人間の健康に必要なビタミン（約30種）、ミネラル（約100種）をすべて含んでいるから」という答えでした。

ビタミン（約30種）、ミネラル（約100種）は毎日、それも必要十分な量を摂取しなければならず、1種類不足しただけでも上図のような病気にかかりやすくなります。これについては、米国農務省が「われわれ現代文明人は、『栄養過剰で栄養不足』の病気にかかっている」と発表したことがあります。

タンパク質、脂肪、糖の三大栄養素を摂りすぎているのに対し、それらが体内で利用されるために必要なビタミンやミネラル類は不足しており、その結果、いろいろな病気を引き起こすもとになる、という意味です。

同じ米国で全米科学アカデミーは1982年に「ガンは税金とちがって免れられないものではない」というタイトルで、「ガンを免れるにはビタミンA、C、Eをしっかり摂る必要がある。それには、ニンジンが一番大切だ……」という一文を含む記事を発表しています。

さらに米国国立ガン研究所は1990年からスタートさせたデザイナー・フーズ・プロジェクトにおいて、重要度の度合いにより「ピラミッド図式」で示したガン予防効果の可能性のある約40種の食物のうち、ニンニク、キャベツ、生姜、大豆、セロリと並んで人参が最上段グループに入っています。

かくの如き、薬効あらたかな人参と、英国で「1日1個のリンゴは、医者を遠ざける」〝An apple a day keeps the doctor away.〟といわれるほどのリンゴを材料にした人参・リンゴジュースの素晴らしい健康増進、病気治癒効果は改めて言うま

人参りんごジュースのつくりかた

コップ約２杯半（約440cc）

材料

●人　参
2本（約400g）▶240cc
●リンゴ
1個（約250g）▶200cc

作り方

①人参２本とリンゴ１個を水で洗う

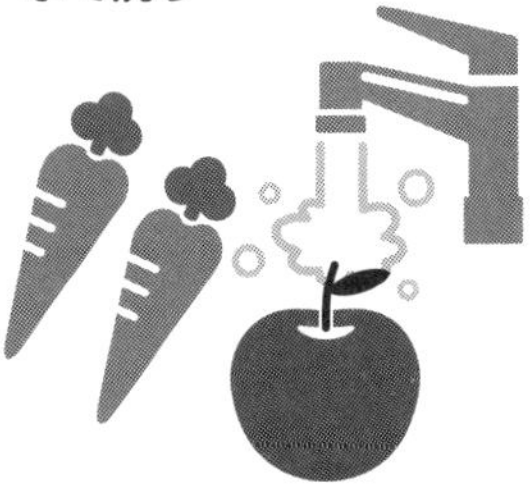

②皮のついたままジューサー（ミキサーではない）にかけ、生ジュース（コップ約２杯半）を作る

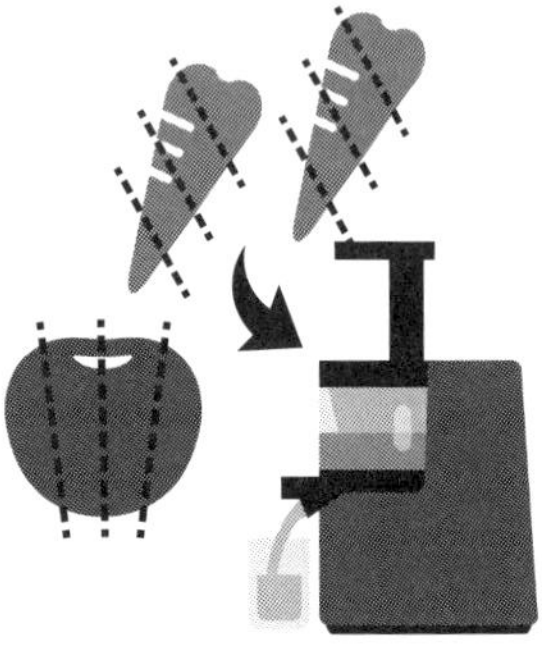

でもありません。★右図を参考にして、ぜひ試してみてください。

「1日2食（朝食抜き）」の昼食は？

朝食を「生姜紅茶」や、「人参・リンゴジュース」で済ませると、昼食は断食後の補食に当たるので、そば又はうどんに七味唐辛子やネギ、すりおろし生姜をふんだんにかけて軽く食べるとよいでしょう。パスタやピザにタバスコをかけて食べるのもぜひ試してください。いずれも血流を良くし、体を温めるので、午後の仕事の効率を高めてくれるでしょう。

生姜のジンゲロン、ショーガオールだけでなく、七味唐辛子やタバスコに含まれるカプサイシンやネギの硫化アリルも、血管を拡張して血流をよくし、体温を高める効果があるからです。

「1日2食（朝食抜き）」の夕食は?

ここまでご説明した方法で、朝、昼を済ませたら、夕食はアルコールを含めて何を食べても基本的にOKです。この1日の食事方法を、勝手ながら「石原式〈空腹〉基本食」と呼ばせてもらっています。

「石原式〈空腹〉基本食」を実践され、もし空腹を感じたらチョコレート、黒糖などをつまむか、黒糖入りの生姜紅茶を飲むのもよいでしょう。「空腹」とは胃腸が空になった時の感覚ではなく、血糖が下がった時に脳の空腹中枢が感じる感覚なので、チョコレート、アメ、黒糖などで血糖値が上がると、すぐ空腹感はなくなります。

◇「石原式〈空腹〉基本食」の具体例

（朝）①～⑤の中で好みのもの

①食べない
②お茶に梅干し
③熱い紅茶＋ハチミツ又は黒糖にすりおろし生姜（粉末生姜でもよい）
　を入れた「生姜紅茶」を1〜2杯
④人参2本、リンゴ1個をジューサーにかけて作る生ジュース1〜2杯
⑤生姜紅茶1〜2杯＋人参・リンゴジュース1〜2杯

（昼）①又は②の中で好みのもの
①そば又はうどん＋七味唐辛子、ネギ、すりおろし生姜を加えるとなおよい。
　「そば」はとろろそばがおすすめ
②ピザ、またはパスタ＋タバスコ
　などで、軽くすませる

（夕）アルコールを含めて、何を食べても可

ご家庭の日常の生活で、「石原式〈空腹〉基本食」をベースに「1日2食（朝食抜き）」を続けるだけで、驚くほどの健康効果を実感できるはずです。

「1日2食」生活を1〜2週間続けられたら、週末にでも、「1日1食（朝昼抜き）」を試

してみてください。そして、これにも慣れ、体調がよいと感じられたら、いよいよ、「1日ゼロ食」に挑戦です。

トライ2 さらに「体調スッキリ、減量したい」なら、夕食のみの「1日1食」へ

「1日2食（朝食抜き）」を実践し、体調もよくなり、持病も改善したなら、これをそのまま続けてもよいのですが、「さらに体重を減らしたい」とか「体調をさらによくしたい」と思われる方は、朝食、昼食ともに人参・リンゴジュースか生姜紅茶（どちらも飲む、というのもOK）にし、夕食だけ食べる、という「1日1食（朝昼抜き）」を試してみましょう。

試して、体調がすぐれないと感じたり、体調の改善が実感できないときは、もとの「朝食抜き」にもどせばよいでしょう。「1日1食」法は、試してみて、今後も続けようとするなら、ますます体調が良くなったと感じることが絶対条件です。

「1日1食」と決めなくても、基本は「1日2食」（朝食抜き）にし、昼間、空腹感がない時や、忙しくて「昼食」が食べられない時は、お茶や紅茶、それにチョコレートやアメなど甘味を補って血糖を上げるだけですませ、夕食だけにする、などと臨機応変《りんきおうへん》にやられると効果は上

がるはずです。ただし、この方法もそうすることで「心身ともに体調がよい」と感じることが絶対条件です。

「1日2食」から「1日1食（朝・昼抜き）」に移行しても、夕食に好きなものを食べ、アルコールも可は、変わりません。

一般に「体によくない」と言われるものでも、少食なら、胃腸が十二分に消化してくれるし、できた老廃物も肝臓、腎臓、白血球が完全に解毒してくれるからです。

実際に、日本の1食主義の人たちは1食についてほとんどこだわりがなく、好きなものを好きなだけ食べている人が多いようです。オペラ作曲家の三枝成彰先生は、1日1食で、その1食は夕食に焼酎を飲み、主に肉だけ食べられるとお聞きしました。

トライ3　いよいよ「1日ゼロ食」にチャレンジしてみよう

▼トライ1・2で体調改善を実感した人へ

「1日1食」に慣れてきたら「1日ゼロ食（人参・リンゴジュースのみ）」に挑戦してみましょう。「1日ゼロ食（人参・リンゴジュースのみ）」は安全で効果も確実な方法ですが、いきなりやるのではなく、段階を踏んで、行う必要があります。

１日ゼロ食 メニュー例

朝	人参・リンゴジュース コップ2.5杯 （人参2本、リンゴ1個で作る、黒糖又はハチミツ入りの生姜紅茶をコップ1杯加えても可）
10時	生姜紅茶（黒糖又はハチミツ入り）コップ1～2杯、または味噌汁の汁のみ1杯
昼	人参・リンゴジュース コップ2.5杯 （朝と同じ、生姜紅茶をコップ１杯加えても可）
15時	生姜紅茶 コップ1～2杯、または味噌汁の汁のみ1杯
夕	人参・リンゴジュース コップ2.5杯（朝・昼と同じ）

まず「１日２食「朝食抜き生活」を１～２週間続けてください。慣れてきたら土曜日か日曜日の休日に「１日１食」をやってみて調子がよいと感じられ、これに２、３回成功したら、いよいよ「１日ゼロ食」を実行、という具合です。

「１日ゼロ食」のメニュー例をあげておきます。伊豆のヒポクラティック・サナトリウムで実際に提供しているメニューです。（メニューはあくまでも基本セットです）

ご家庭で石原式「ゼロ食」に挑戦される場合には、このヒポクラティック・サナトリウムのメニューを参考にして、人参・リンゴジュースを原則として朝・昼・夕に分けて１日３回、一回コップ２～３杯（約５００cc）を飲むようにします。ジュースだけの断食では、身体が冷えると訴える人もたまにおられますので、朝・昼、昼・夕のジュースの間（午前10時頃と午後3時頃）に味噌汁の汁のみか、生姜紅茶をコップ1〜2杯ずつ飲んでいただいています。

「1日ゼロ食」を実行中に、万一、めまい、ふらつき、倦怠《けんたい》などの低血糖症状（まずあり得ないと思っていますが）が出た時は、生姜紅茶（黒糖又はハチミツ入り）や黒アメ、チョコレートなどを摂って、糖分を補ってください。喉が渇いたときには、適宜お茶、生姜紅茶、ハーブティーなどで水分補給して問題ありません。（これは「1日1食」の場合でも同じです。）

1日ゼロ食は翌朝の食事が大事

1日ゼロ食の翌朝は、いきなり普通食を食べてはいけません。ゼロ食の後で、胃腸がびっくりしないように、次のようなやさしいメニューをとってください。

なお、「1日ゼロ食」後の翌日の朝食（※「断食」では断食明けの翌日の食事を「補食」といい、体をスムーズに元にもどすための栄養の摂り方が必要です。—第3章「断食」のところで詳述）が大切なので書いておきます。

・玄米又は白米のお粥《かゆ》（黒ゴマ塩をかける）茶碗七〜八分目
・梅干し　1〜2個
・しらすおろし　小鉢1杯
・味噌汁（豆腐とワカメの具）　1杯

をよく噛んで食べてください。

常食する主食は玄米をおすすめするのですが、1日ゼロ食の後は消化が楽なので、白米のお粥にしておきましょう。

また、補食期間なので、その日の昼食や夕食は、低タンパク低脂肪のメニューを腹八分目より少ない六分目程度に軽く摂り、なるべく脂っこいものは避けるようにしてください。

なお、「1日ゼロ食」や「1日1食」、そして「1日2食」の場合でも、常用薬の服用については、普通に服用していただいてOKですが、経口《けいこう》糖尿病薬やインスリン注射は低血糖症状を起こすので、服用や注射は危険なことがあります。主治医と相談したうえで、主治医の許可がなかったら、石原式空腹健康法は見送ってください。

本書で、ご紹介している「石原式【空腹】基本食」は、ダイエット目的でも効果はもちろんありますが、暴飲暴食した後や、風邪や胃腸病をはじめ、ちょっとした病気にかかり体調不良の時、なんとなくだるさを感じたり、気分がすぐれない時、それになによりも食欲のない時に、勇気をもってやっていただければ、予期せぬほどの速さで体調を回復できることに驚かれるはずです。

「1日ゼロ食」はもちろんですが、「1日1食」でも、「空腹健康法」の実行後の1食目（補食）の美味しさは、名状し難いものがあります。どんな高級料理店の和食やフランス料理と比べても、ご飯、味噌汁、しらすおろしなどの粗食が感動を覚えるほど美味しく感じるでしょう。そして、いかに日頃、食べすぎていたか、食べものへの感謝が足りなかったかを感じるはずです。

なお、2日以上、「1日ゼロ食」を行う場合、自己流は禁物です。水だけを摂る「水断食」などで、断食中に種々の瞑眩《めんげん》反応が起きたり、稀《まれ》に体調が悪化したりすることがありますが、石原流の「1日ゼロ食（人参・リンゴジュース断食）」でも、こうした「体質好転反応」が起こる可能性があるので、注意が必要です。そして、「1日ゼロ食」も「やってみて調子がよい」と感じることが絶対条件で、「調子がよくない」なら、すぐに中止してください。

Ⅱ　石原式「空腹」健康法のカナメは人参・リンゴジュース

①「水断食」と「人参・リンゴジュース空腹食」の大きな違い

天台宗の比叡山延暦寺の「千日回峯行《せんにちかいほうぎょう》」は、宗教的な荒行として有名ですが、そのなかでももっとも過酷な「堂入り」という修行は足かけ9日（丸7日半）食物はおろか水も断つ完全断食だそうです。悟りを得るために命がけで行うものですから、もとより健康増進とは無縁です。

比叡山の荒行のような宗教的な断食ではない断食〝修行〟を行っている寺もあります。大体3泊4日位で、座禅や写経をプログラムに入れたり、まったく行動は自由でお寺の境内を散歩したりして過ごすというのもあるそうです。共通するのは、飲食禁止だが、水（水道水）は飲んでよいという、いわゆる「水断食」方式が多いようです。

断食中の水については、むしろ脱水症状にならないようある程度の量をとることを義務付けているところや、クリニックでのチェックを毎朝プログラムに入れているところもあるようで、これは健康管理というようよりもむしろ事故防止の観点から行っているといってよいでしょう。

水断食はデトックスやダイエット、健康効果を謳《うた》う「断食〝道場〟」でも行っているところがありますが、私のヒポクラティック・サナトリウムでは、水ではなく、人参とリンゴの生ジュースによる「断食」健康法を行っています。よって、厳密には「断食」ではありませんが、人参・リンゴジュース「断食」は昔ながらの水断食より効果があり、かつ安全な方法と考えています。

ご家庭で、1日に1食抜く場合でも、2食抜く場合でも、ぜひ試していただきたいのが、この人参・リンゴジュースです。

② 生のジュースは「生きた血液」

新鮮な野菜・果物のジュースは、野菜・果物の中の生命のエッセンスというべきビタミンやミネラル、生きた酵素を豊富に含んでいます。

つまり、ヒトの体内での微妙な生理作用に必要なほとんどすべてのビタミン、ミネラルを生きた形でそっくりそのまま体内に送り込むことができます。いわば、〝生命〟そのものを私たちの体内に供給してくれるわけです。

現代病の特徴は、肉食・精白食・インスタント食品の摂取過剰によりおこってくる「タンパク質・脂肪・炭水化物過剰病」であり、かつ「ビタミン・ミネラルなどの微量栄養素欠乏病」です。野菜・果物ジュースにより、ビタミン、ミネラルなどを体内に取り入れることは、そのまま現代病（ガン、脳卒中、心臓病など）の改善につながります。

さらに生ジュース内に含まれる多量の酵素は、体内の酸毒物、老廃物の燃焼、分解・排泄などの解毒処理や、体内の各細胞の種々の作業に対して抜群の優れた効果を発揮してくれます。

③ 生ジュースは、太陽のエネルギーの缶詰

私たちの体内のすべての生命活動（細胞の活動）は電気的エネルギーによって行なわれています。心電図、筋電図、脳波などは、臨床医学でも測定される電気現象ですが、これらの電気現象がストップしたときがすなわち〝死〟ということになります。

先にも述べましたが、スイスのチューリッヒに、1897年、野菜ジュースと生野菜、果物、ナッツ類などのｒａｗ　ｆｏｏｄ（生の食物）のみで病人を治す病院を建てた故ビルヒャー・ベンナー博士は、次のように言っています。

「太陽光線は我々の身体の細胞の営みの原動力である。植物は動物や人間が栄養物質とエネルギーを引き出すために必要な食物の基本となるものであり、植物の器官は生命の本質というべき太陽光線を吸収し有機化する集積装置である。つまり、太陽光線を集積する植物こそが生命の原動力であり、病気を治す特効薬である」

生の野菜や果物のジュースは植物が集積した太陽エネルギー、生命の原動力となるエネルギーを濃縮して含むものです。「病気」を生命の原動力となるエネルギーが不足した状態とみれば、太陽エネルギーを濃縮して含んでいる生ジュースは病気を治す強力な力を秘めているといえるでしょう。

④人参・リンゴジュースの栄養学的・薬理学的優位性

野菜と果物を生ジュースにすることで、種々の薬効成分をさらに吸収されやすい形で体に送り込むことができます。私が生ジュースの材料に選んでいるのは、薬理効果が高いビタミン、ミネラル、ファイトケミカルが存分に含まれる人参・リンゴです。

●コラム● 人参・リンゴの薬効

人　参

①βカロテン→万病・老化の元とされる活性酸素を除去する
②コハク酸カリウム→血圧を下げる
③「C」を除くほとんどのビタミン（約30種）を含む
④カルシウム、ヨード、亜鉛、カリウムなど約100種類のミネラルを含む
⑤根菜で、外観が「赤」である故、漢方医学的には、気力を高め、老化を防ぎ、身体を温める

リンゴ

①多量の（カリウム）――塩分を尿として出し血圧を下げる
②ペクチン（食物繊維）――整腸作用（便秘にも下痢に効く）
③リンゴポリフェノール――万病・老化の元、活性酸素を除去する
④オリゴ糖――腸内の善玉菌（ビフィズス菌、乳酸菌）を増やし、その結果、腸内リンパ球を活性化させ、免疫力を高める
⑤リンゴ酸、クエン酸――疲労回復を促進
⑥果糖――即エネルギーになり疲労回復、健康増進、病気改善、絶大な力を発揮する

⑤ 生ジュースは有用な腸内細菌を育てる

ロシア生まれのメチニコフ（1845〜1912、ノーベル医学賞受賞）は、コーカサス地方（現・ジョージア共和国）の人々が比類ない健康長寿を保っているのは、毎日多量に食べるマツオニ（乳酸菌飲料）が腸内環境をよくするためであると結論し、腸内での腐敗を防ぐことが、健康長寿に役立つとする「メチニコフの長寿学説」を発表しました。

私たちの腸内には、100種類、100兆個以上の細菌が棲んでいて、この細菌群は、健康に役立つ有用菌（乳酸菌、ビフィズス菌、カナバクテリウムなど）と、病気をつくるもとになる有害菌（ブドウ球菌、緑膿菌、プロテウス、ウェルシ菌など）に大きく分けられます。

有用菌は、種々のビタミン（B_1・B_2・B_6・B_{12}・E・K）を作り出したり、体内の免疫物質である抗体や補体の産生を促したりして、健康に役立っている細菌群ですが、有害菌は腸内で老廃物や腐敗物をつくり、下痢、便秘をおこしたり、いろいろな感染症（尿路感染症、肝膿瘍、心内膜炎など）の原因をつくったり、腸内で発ガン物質をつくるものもあります。

生ジュースの中には、乳酸菌発育因子といわれる葉酸やビタミンB_{12}、ビタミンB_x（パラアミノ安息酵素酸《あんそくこうそさん》）が含まれているため、腸内で有用菌を増やし、有害菌を減らす効果があります。

乳酸菌は、野菜の表面や土の中に常在しているので、生ジュースを飲むことは、乳酸菌と乳酸菌発育因子を同時に体内に摂り込むことになります。野菜ジュースを作って、数時間放置すると甘酸っぱい味になるのは、乳酸菌が活動して酸をつくり出している証拠です。

⑥ 生ジュースには公害物質の解毒効果もある

環境保護運動の先駆者であり、海洋生物学者であり作家でもあったレイチェル・カーソンをはじめ、多くの知識人が警鐘を鳴らしているように、地球上には、ストロンチウム90、DDT、BHC、一酸化炭素、カドミウム、鉛、水銀などの公害物質が溢れており、こうした物質は、われわれ地球人の健康を蝕む大きな要因にもなってきています。

こうした公害物質を解毒するにはビタミン類やミネラルが有効とされますが、生ジュースにはビタミンCだけでなく、A、B群、E、P、F、さらにはカルシウム、ヨード、セレン、亜鉛など、公害物質を解毒、排泄するビタミン類やミネラル類が大量に含まれるので、病気（公害病）の素を取り除く効果が強力です。

⑦ 生ジュースと水はこんなに違う

水だけ摂って行う水断食では、稀に意識不明や、最悪、死に至るなどの事故が報告されたことが稀にあります。一方、私のヒポクラティック・サナトリウムでは、これまで30数年間で数万人の人が「1日ゼロ食=ジュース断食」を試みられましたが、事故はほぼ、皆無です。

水断食などによる事故は〝飢餓〟や血液中の電解質バランスの崩れによるものと考えられますが、こうした事故を回避できるのは、少量ながら、生ジュースに含まれる、エネルギー源となるブドウ糖、果糖、それに細胞の構築に必要な良質のタンパク質、ミネラルなどの働きによるものです。

⑧ 生ジュースに含まれる有機酸は、有害物質生成阻止

生ジュースにはリンゴ酸、酒石酸《しゅせきさん》、クエン酸、シュウ酸などの有機酸が含まれていますが、これらは胃腸内での発酵をとめ、有害物質がつくられるのを阻止します。

⑨ そして、もちろん大切な水分も

生ジュースはもちろん水分を大量に含んでいます。水分は体内の不純物、老廃物、有害物の解毒や排泄に必須ですが、水断食で供される水道水の水分はミネラルが不足しており、有害になることさえあります。

約１００種のミネラルを含む自然の水である生ジュースの水分は体内の浄化に対してより優れた作用があります。

⑩生ジュースは自然治癒反応を引き出す

生ジュースの中のビタミン、ミネラル類をはじめ種々の栄養素は、自然治癒反応が行われる時や細胞の再生時に必要な栄養素となり、体の治癒、回復を早めます

⑪アルカリ分で「酸」を中和し体内をきれいに

断食中は大量の酸性物質が血液内や組織内に発生しますが、生ジュースは、血液や組織内で酸・塩基平衡（弱アルカリ性）が適性に保たれるように、必要なアルカリ分（カルシウム、ナトリウム、カリウム、カリウムなど）を供給してくれます。

世界的な栄養学者ランガー・バーグ博士も

「水断食に比べてジュース断食は、断食の治療効果を高めることを、幾多の人の断食を指導した経験から、私は確信している」と述べ、

「水よりも、アルカリ性のジュースは体内浄化作用を強力にする。尿酸をはじめ、他の酸類の排泄も促進されるので、ジュース断食は断食の最上の形である」

と述べています。

⑫「ホルモン様物質」で病気治癒をスピードアップ

人参・リンゴジュースには「ホルモン様物質」（人参の中には、消炎作用、生命力強化作用を発揮するステロイド様物質が存在）や「抗生物質様物質」が含まれ、生命力の強化や有害菌の殺菌を促進します。（※様＝似た作用の意）

水にくらべ、排泄、解毒能力が促進され、体の不調の改善がスピードアップします。

⑬「断食」に絶対必要な「減食期間」が要らず、「補食期間」も短くて済む

水断食の場合、断食の前に数日の減食期間が必要であり、断食後の補食期間も、断食の日数と同じ日数をかけることが必要になります。

私のサナトリウムで「1日ゼロ食」を施設において1週間続けるプログラムでも、事前の減食期間は基本的に必要なく、補食期間も3日ほどで十分です。

生ジュースに含まれる自然の果糖やブドウ糖が、人間の生命にとって一番大切な栄養素である糖分を補ってくれているからです。補食期間を短くしてくれるだけでなく、(よほどの暴飲・暴食をしない限り、) 補食の後は普通食やアルコールを摂っても問題ない、という利点があります。

◇次から本文中にご紹介するのは、私の提唱する「朝だけ空腹」を始めた方々から、私の伊豆の施設（ヒポクラティック・サナトリウム）で本格的な「空腹」体験をされた方々まで、貴重な体験報告例です。

みなさんご自分の変わりように驚いて、その成果を実感されていることがわかります。

【体験報告1】

「朝だけ空腹の時間」でダイエット・高齢出産に成功　編集業A・Mさん（女性）

私が32歳まで勤めていた編集プロダクションの仕事はやりがいはありましたが、締め切りに追われる生活で終電や徹夜が当たり前、ストレスからか、157㎝、64㎏のもっさり体形になっていました。体重の増加とともに、冷え、月経前症候群、頭痛、倦怠感に悩まされるようになり、やせなければと、自分なりにダイエットに取り組んだのですが一向に効果があがらず、いろいろ情報を漁《あさ》るうち、石原先生が考案なさった「朝だけ空腹」食と出会いました。

毎朝、サラダを食べ、ミネラルウォーターを頑張って飲んでも、痩せもしなければ、お腹もお肌も調子を悪くするばかりというのはなぜ？という疑問も先生のご本で、「健康常識」に囚われていたためと理解することができました。

われわれ現代人の多くは、朝昼晩の三食をきちんと摂ること、とくに朝食抜きは体に一番よくないと教えられ、私もそのように思い込んでおりましたが、「朝だけ空腹」を開始して、「楽でいいわ」、「生姜紅茶の味がわかってきた」と楽しんでいるうち、3ヶ月もすると、まず、マイナス8㎏のダイエットに成功、さらに続けるうち、冷え、月経前症候群、頭痛、倦怠感といった体調不良までもが和らぎ始めました。ストレス漬けの前の仕事をやめ、思い切って独立、自宅で仕事をするようになった私にとって、「朝だけ空腹」は、何といっても簡単。朝食・昼食のメニューが決まっているのは本当に楽ですし、夕食も好きなものを食べてよいということで、面倒なカロリー計算は不要。ただ、「根菜類は下半身を丈夫に、硬く引き締まった食べ物・濃い色の食べ物は体をスリムに」という「相似の理論」を意識して準備する位でした。

私は34歳で結婚しましたが、長いこと子供に恵まれず、「私たちにコウノトリはやってこないのかな」と諦めかけた矢先、40歳にして妊娠。驚きと喜び、無事に出産できるかという不安の中、ここでも支えてくれたのは「朝だけ空腹」でした。「健康常識」に囚われず、朝食を無理して摂ることにこだわらず、ゆったり構えて過ごしたことがよかったのだと思います。（妊娠期間中は紅茶の代わりにほうじ茶やハーブティーを飲んでいました。）出産したときは41歳になっており、若い人に体力で負けたくない、母乳で育てたい、とにかく育児を頑張らねばという気負いがありました。

産後の回復を急ぎ、「1日3食＋間食」に戻しましたが、慣れない育児もあって、疲労は溜まる一方、願った母乳の出も思わしくなく、親子の幸福な時間となるはずの授乳が、子供にとっても私にとっても辛い時間になってしまいました。

すべてが悪循環に陥っていると思った私は、もう一度石原方式を試してみようと「朝だけ空腹」を復活することにしました。その効果はてきめんで、授乳後に不足分を補うために与えていたミルクの量が目に見えて減り、授乳中に満足して眠ってしまうこともあるほどでした。現在、子供は1歳を過ぎ、すでに歩きはじめて、公園で追いかけっこの毎日です。

【体験報告2】

しつこいジンマシンが少食で治った　D・Dさん（男性・42歳）

昨年、8月の終わりにイシハラクリニックに伺い、しつこいジンマシンを診ていただきました。それまで、他の病院で、運動は控えめに、サウナなどは禁止、体を洗うときに刺激のあるタオルを使うな、などと指導を受けましたが、さっぱり効果がなかったのに、新菜先生からは、少食にすること、運動やサウナで汗をかくことをすすめられ、これをしっかり守ったかいがあって、ジンマシンは出なくなり、体重も7kg減量に成功しました。ジンマシンの完治まで結局1ヶ月かかってしまったのは、本当は2週間ぐらいでほぼ治っていたのですが、折あしく左耳が難聴になり、その治療に使ったステロイド薬の副作用のでまたジンマシンが出てしまったせいでした。

現在は水分を1日1500㎖、（今は冬だから喉が乾かないので700㎖）、週五回は1日1食（ほぼ毎日生姜紅茶、ニンジン・リンゴジュース、酢玉ネギ）、運動（ウォーキングを週3回から4回、筋トレを週2回）、サウナは週3、4回を続けており、体重は55kg付近で安定しています。これも石原結實先生、新菜先生、そしてスタッフの皆様のおかげです。ありがとうございました。

【体験報告3】

中性脂肪、コレステロールの高数値が一変　Y・Kさん（男性・57歳）

私は永年、中性脂肪とコレステロールの数値が高く、体温も低いなど、不調に悩まされてきましたが、石原先生のご著書を読んで、体質改善に挑戦することにしました。

５月の初めごろから、朝は生姜紅茶を基本にたまにニンジン・リンゴジュースを飲むようにし、昼は蕎麦、山芋、生姜、ワカメ、夜は玄米を主食におかずはできるだけ和食に近い普通のものを摂るようにしました。まだ、始めたばかりですが、血液検査の各項目の数値も改善に向かっているようで、35・3℃だった体温が36・2℃まで上がりました。体重の減少は少し気になっていますが、体調が少し良くなったような気もしています。挑戦を始める前と最近の血液検査の比較結果を添付いたしましたので、アドバイスをいただけると幸いです。

〈Y・Kさんへの返信〉

Y・K様、お便りありがとうございます。

さて、血液検査の一覧表を拝見いたしました。

①血糖は糖尿病の中程度状態を示していた以前の175mg／DL=から、劇的に改善して、

図表８　Ｙ・Ｋさんの血液検査数値の変遷

検査項目＼検査日	H18・08・20	H19・02・17	H19・06・06
血　糖（50-110 mg/dl）	175	97	87
中性脂肪（150 mg/dl未満）	182		48
総コレステロール（130-219 mg/dl）	216	238	183
ＨＤＬコレステロール（40-86 mg/dl）	48	49	48
γ-GTP（70未満）	175	97	87
動脈硬化指数		3.8	2.8
体　重（身長163㎝）	53kg	48kg	

正常値の１１０mg／DL未満に収まっています。

②中性脂肪も劇的改善（正常値１４８mg／DL以内）。

③総コレステロールも改善（正常値２１８mg／DL以内）。

④HDLコレステロール（＝動脈硬化を防ぐ善玉コレステロール）は、総コレステロールが減少したのに変わっていない（大変良い）。

⑤γ-GTP（高い数値は西洋医学的にはアルコールの摂取過剰によるとされますが、私の医学では体内の水分過剰が原因です）も劇的改善！（正常値70IU／ℓ以内）。

さらに、動脈硬化指数も改善と、すべての指標が正常化しており、素晴らしいの一言に尽きます。

ご懸念の体重減少は全く心配ありません。それどころか、今の少食（1日2食）により、これまで体内に蓄積していた余分な脂肪、糖分、水分（なんといっても体重の60％以上が水分ですから）、老廃物を排泄し本当の健康体になられた証拠です。今後同じ食生活を続けられても、体重は少しずつ戻るとは存じますが、今後はウォーキング、スクワット等々の筋肉運動で筋肉を少しずつ増やすようにすれば、理想的な体重を維持して行けると思います。肥満は先行き生活習慣病を発症しやすく、寿命を縮める結果につながりやすい症状です。メタボリック・シンドロームの予防のためにも健康的な体重を保つことは大変良いことです。

これだけ、検査値すべてを改善する薬など、この世には存在しません。私のおすすめしている方法を実践されて、このような見事な成果を上げられたことをお知らせいただき、わがことのように大変嬉しく、幸せな気持ちでおります。今後とも、過食や水分の摂りすぎは避け、長くお続けになりますようお願いいたします。

【体験報告4】
頭痛に、不調に苦しんだ私がすっかり元気に　E・Oさん（女性）

体の不調や肥満に長い間悩まされ、あちこちの病院を訪ねても思わしい結果を得られずに困っておりましたところ、先生の本に出会い、そのおかげで、胃痛、頭痛、生理痛、アレルギー、便秘、膀胱炎と不調だらけだった私がとても元気になりました。むくみも良くなり、体重も、63Kgグラムから7Kg減って56kgです。

とても元気になり、先生に大変感謝しています。ありがとうございました。私は朝と昼は生姜紅茶で、夜は和食にしています。毎日スクワットを続け、サウナにも行っています。サウナに行くと、本当にすっきりして気分が良くなります。

私はこれから子供をつくりたいと思っているのですが、子供ができた時でもサウナは良いのでしょうか？（ご本には、朝食抜きと生姜紅茶は、妊娠中でも続けて良いと書いてありましたが。）

〈E・Oさんへの返信〉

E・O様

胃痛、頭痛を始め、たくさんの症状及び病気が快癒されて、本当によかったですね。

さて、サウナの件ですが、普通、サウナは高血圧や心臓病には禁忌ということになっていますが、鹿児島大学病院では、心不全の患者を週3回、1回15分ずつ60℃のサウナに入れて、治療をしています。

何事も自分で試されてみて「調子がよい」「気分がよい」ことは免疫力が上がり、体のためによい！と小生は考えております。ただし、サウナ室内で「何分」と決めて頑張るのではなく、気分のよいところで出たり（または水浴・シャワーなどを浴びて）入ったりされるのがベストかと存じます。

【体験報告5】ストレスからメニエル病そしてうつ……体の良化を実感、すべて解決！

K・Kさん（女性）

何度か断食はしましたが、断食中にスポーツをするのは初めての経験でした。ゴルフという比較的負荷の軽いスポーツとはいえ、不安でしたが、43というハイスコア（私にとって）を出すことができました。

プレー中は体が軽く動き、ラウンドのあとの疲れも心地よいものでした。水分の摂りすぎで溜まった毒素が体内からかなり出たと思います。

大袈裟かもしれませんが、私にとっては「衝撃的な」体験で、いかに日常が食べ過ぎであるかを実感いたしました。

私は10年前に仕事のストレスからメニエルになり、早く治したい一心で薬漬けになり、挙句のはてにうつ病まで発症しましたが、石原先生のご著書『体を温めると病気は必ず治る』と出会ったことが幸運でした。先生のこのご本に出合ったころ、私のうつ病はひどくなる一方で、働く意欲を失い、強い自殺願望に囚われていました。「体を温める、そして、体の余計な水分を出していかないと、良いものが吸収されない」、もしこのご本に出合わなければ、そしてその効果のほどを実感できなければ、きっと自殺してしまっていたと思います。

正直、「必ず治る」かどうか、半信半疑で始めたことでしたが、アドバイスに従い、薬漬けの生活を休止し、生姜紅茶、黒砂糖、シナモン入り紅茶など、とにかく飲みました。

朝はいつも食べずに人参ジュースだけにして、とにかく体を温め毒素を出すことに集中しました。体がくさくなくなったように感じたのは血液中の化学物質の薬が体外へ出たからでしょう。

笑顔をとりもどし、３ヶ月後には元の自分になれたことを実感できました。先生は命の恩人です。

再び、あの悪夢のような状態にならぬよう、病気を未然に防ぎ、若さを保てるよう、今後も週2回の運動と1日1食を続けてまいります。

そして、私のように病気に苦しんでいる方々の助けになるよう、石原式健康法を広めることに貢献して行きたいと思っております。

【体験報告6】 生理痛がひどく激痛で……　T・Tさん（女性）

毎日飲んでいる生姜紅茶のおかげで、本当に体が温まり、毎日笑顔で元気に過ごせるようになりました。生姜はエネルギーの源だと実感しています。

　私はN市のうなぎ屋さんで働いています。生姜紅茶を飲むようになったのは、女将さんから、伊豆のサナトリウムでの体験談を伺い、ぜひ生姜紅茶を試してみてはとすすめられたのがきっかけです。

　私は以前から生理痛がひどく、仕事を休むこともたびたびあるほど、いつも苦しんでいました。いくつか婦人科を受信しましたが、いつも結果はとくに異状なしとの診断でした。漢方薬がよいとすすめられて、五苓散と六君子湯を飲みはじめましたが、気休め程度の効果しかありませんでした。

　ところが、女将さんご自身の体験談や女さんからお借りした先生のご本を通じて、生姜紅茶を飲み始めてから、わずか3日後に生理が来ました。これにも驚きましたが、いつも襲ってくる生理痛もなかったことに感動すら覚えました。それから3ヵ月、10、11、12月とどうやら苦しかった生理痛とはお別れできたみたいです。こんなことなら、漢方や医師に頼ることなく、もっと早くから先生の生姜紅茶に出会えていればとさえ思ってしまいます。

　生姜を試すように私にすすめてくれた女将さんは、相変わらず、明るく元気一杯で、お客様から「どうしてそんなに元気なの？」とよく聞かれて、生姜紅茶や人参リンゴジュースの体験談をお話しています。私も自然と明るく笑顔になり、自分の体の中からエネルギーが湧いてくるのを感じます。

第2章

「空腹」が病気を治す
驚きの効能とそのメカニズム

Ⅰ　空腹の効能とそのメカニズム

前章では、家庭で行える「空腹健康法」の実践のしかたをポイントを絞ってお話してきました。

すでに何日か実際に試された方もいらっしゃるかもしれません。もちろん、個人差があることなので、その効果に驚いた方も、そこまでとは言えなくても、体がスッキリする効果に気づいて、もう少し続けてみようと思った方もいらっしゃるでしょう。でも、「空腹」がどうして、人間の体に有益に作用し、これほどまでに健康を取り戻すのに役立つのか、理由もわからないで、無邪気に続けるわけには行かないと思う方もおられるかもしれません。

そこで、本章では、なぜ「空腹」がこれほどまでに効果があるのか、その理由について説明することにします。

〈空腹の効能①〉「空腹」が長寿遺伝子を活性化

多くの方が「サーチュイン遺伝子」という言葉を一度は耳にしたことがあるのではないで

しょうか。

簡単に言えば、老化を防止する作用をもつ遺伝子ということです。この遺伝子の存在とその働きを明らかにしたのが、米国マサチューセッツ工科大学（生物学部）のレオナルド・ギャランテ教授のグループで、同教授らが2000年に発表したレポートは大きな反響を呼び、長寿遺伝子サーチュインは、医学界のみならず、世界的に知られることになりました。

実は「空腹（低栄養）が寿命を延ばし、病気を防ぐ」ことはギャランテ教授の研究を待つまでもなく、ずいぶん昔から数々の研究で明らかになっていたことでした。

古くは昭和10年（1935）、クライブ・M・マッケイ博士が「低栄養が動物の寿命を延ばし、腫瘍の発生を抑える」ことを発表したのをはじめ、欧米の栄養学、医学の分野では、1940年代から、「30～40％のカロリー制限をした動物の寿命は、自由摂食動物に比べて格段に長く、ガン（などの加齢関連疾患）の発症や生体機能の低下が遅くなる」という研究が数多く発表されています。

米国ボルチモアにある国立老化研究所（NIA）では、回虫からサルまでの動物実験をし、「カロリーの摂取を抑えると、長生きする」という結論に付け加えて、「摂取カロリーを60％

に抑えると、寿命は50％延びる」という具体的なデータも紹介しています。

同じNIAのマーク・マットソン博士は、マウスを、

A群…好きなだけ食べさせる
B群…摂取カロリーを60％に抑える
C群…1日おきに好きなだけ食べさせて、翌日は断食させる

に分けて実験したところ、C群が1番、健康で、しかも寿命も長く、老化による脳の損傷も少なく、アルツハイマー病やパーキンソン病にかかるマウスもいなかった、と発表しており、「〝断食〟が酸化による脳細胞の損傷を抑え、体のあらゆる細胞の成長を促す」と結論しています。

また、同研究所のドナルド・イングラム博士も、「年老いたネズミの脳内のドーパミン受容体（パーキンソン病の発症と深く関係）の量を測定し、その後、摂取カロリーを40％に抑えたところ、老化すると減っていくはずのドーパミン受容体の量が逆に増え、学習記憶能力も高まった。

また、寿命がふつう食のネズミに比べて40％延びた」との実験結果を発表しています。

スペインの老人ホームで、1800キロカロリーの食事を毎日与えたグループと、1800キロカロリーの食事と「水断食」を1日おきにさせたグループを比べたところ、後者の老人達が圧倒的に長生きしたといいます。（『ファルマシア』1988年、24号、674ページ）。

別の研究グループは、「腹八分の食料を与えた空腹サル」と「飽食状態にされたサル」を20年間追跡調査したところ、「飽食」サルは、シワだらけの顔、薄い頭髪が目立ち、老化が進んでいました。

それに対し、「空腹」サルは、頭髪フサフサで、シワも少なく、CT検査での脳の萎縮もほとんどなく、「青年」の若さを保っていた、という研究結果を報告しています。

ギャランテ教授も飢餓状態におかれたショウジョウバエやミドリムシの寿命が30〜50％も延びることを実験で確かめていましたが、その活性がサーチュイン遺伝子に依るとする研究を発表し、生物が飢餓状態になると、サーチュイン遺伝子が活性化し、体の細胞の老化を防ぎ、寿命を延ばすメカニズムが存在することを結論づけています。

その後も研究が進み、「サーチュイン遺伝子」は、老化や病気の元凶物質とされる活性酸素の攻撃から細胞や遺伝子を守り、体を若々しく保ち、ガン、心臓病、脳卒中、糖尿病などの病気を防いでくれることがわかってきています。

それはサーチュイン遺伝子の活性化による「若返り効果」と呼ぶこともできます。

（空腹の効能②）この状態こそ免疫力が増強する

「免疫力」とは文字通り、〝疫（＝病気）〟を免れる力のことですが、免疫力の基本中の基本は、マクロファージや好中球などの白血球が病原菌やアレルゲン、老廃物、ガン細胞などの異物を貪食する力ということになります。

人類は、約30億年前の海水中に、タンパク質より誕生したとされるアメーバ様の単細胞生物が分化、増殖して多細胞生物になり、その後、魚類→両生類→爬虫類→鳥類→哺乳類と進化してきたものの頂点に立っています。

マクロファージは白血球の親玉で、人間の血液という「海」の中を動き回っている、分化をせず原形をとどめたままの始原生命（単細胞生物）ということができます。

好中球やリンパ球はマクロファージから分化したものです。

マクロファージや好中球は体外から病原菌やアレルゲンが侵入したり、体内でガン細胞や老廃物が発生したりすると、自分自身の体を変形させて偽足を作り、そうした有害物を貪食

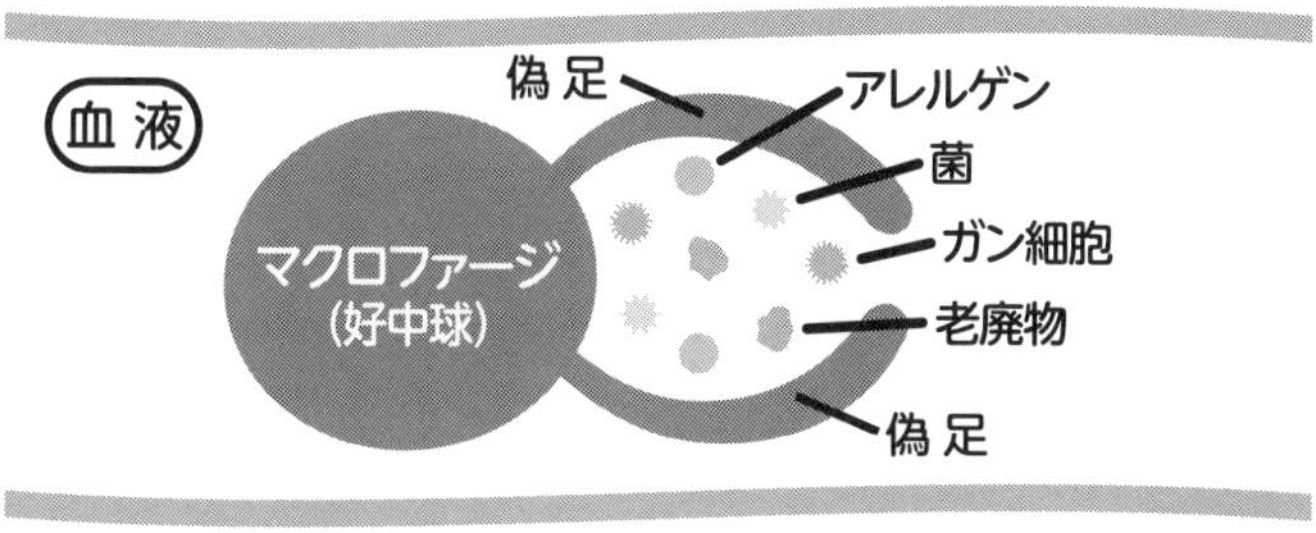

白血球の構造と働き

白血球の構成		働き
顆粒球（約60%）	好中球	細菌の貪食・殺菌、血液中の老廃物の処理。
	好酸球	5%以下、アレルギー反応の原因物質のヒスタミンを中和し、アレルギー疾患の治癒を促進。
	好塩基球	2%以下、ヘパリンを放出して血栓を防いだり、脂肪を低下させる。
リンパ球（約30%）	B細胞	抗体(免疫グロブリン)を作って、ミサイルのように病原菌その他の抗原に向かって発射・攻撃。
	ヘルパーT細胞	免疫システムの指令、キラーT細胞の成長を助けたり、B細胞に抗体の産生を命令。
	キラーT細胞	ウイルスに感染した細胞を直接破壊。
	NK細胞	マクロファージと似た動きと働きをする、特にがん細胞の攻撃。
	サプレッサーT細胞	免疫細胞が外敵を全滅させると、キラーT細胞やB細胞にそれを知らせ、戦争を終結させる。
マクロファージ（約5%）		体内に侵入したホコリ、死滅した細胞、血管内壁のコレステロールなど、何でも食べるスカベンジャー(掃除屋)、血液内以外にも、肺、脳、肝臓、腸などに存在。サイトカイン(白血球生理活性物質)を放出してがん細胞を攻撃、抗原(病原菌など)を完全に破壊できなかった場合、ヘルパーT細胞に、緊急事態を知らせ、免疫システムの奮起を促す。

します。

つまるところ、免疫力とはこの働きにほかなりません。

私たちが満腹の時には、血液中にも、糖、脂肪、タンパク質などの栄養素が潤沢に存在しています。

当然、マクロファージや好中球もそれらを食べて「満腹」状態です。病原菌やガン細胞などの有害物を食べようとする食欲が沸かないのです。

逆に、空腹の時は、血液中も栄養素が不足しているので、マクロファジーや好中球などの白血球も空腹になり、有害物を貪食する力が強くなります。満腹の時は免疫力が低下し、空腹の時に免疫力が増強するのはこのためです。

病気や体調不良、怪我をした時など、食欲がなくなり、じっと休みたくなるのは、私たちを造って下さった造物主（神さま）が免疫力を上げて、病気を治す力を上げてくださっているると言ってよいでしょう。

それなのに、病気などで食欲がない病人に、「体力をつけるために無理してでも食べるように……」と食を強制する人がお医者さんのなかにさえいます。神様のご意志に背く行為です。

マレイ博士の実験

	処理の内容	死亡率	平均生存日数
Ⅰ群（10匹）	・感染していないネズミ ・毎朝2グラムの餌を胃チューブで食べさせるその他の時は自由に食べさせる	0%	—
Ⅱ群（30匹）	・感染していないネズミ ・自由に食べさせる ・毎朝、胃チューブを入れるが、餌は何も入れない ・0.85%の食塩水を0.2ml腹腔に注射	0%	—
Ⅲ群（30匹）	・腹腔内に、Lmonocytogenesという病原菌を0.85%の食塩水0.2mlに溶いて、腹腔内に注射し、感染を起こさせる ・自由に食べさせる ・毎朝、胃チューブを入れるが、餌は何も入れない	43%	8.7日
Ⅳ群（30匹）	・腹腔内に、Ⅲ群と同じ病原菌を注射し、感染を起こさせる ・自由に食べさせる ・その上に、胃チューブを入れて、強制的に餌を食べさせる	93%	3.9日

米国ミネソタ大学医学部の教授だったM・J・マレイ博士は1970年代に飢饉のサハラ砂漠を訪れ、遊牧民に食料を与えたところ、しばらくして、彼らの間にマラリアやブルセロージス、結核などのなんでもない感染症が多発したことを経験。

このことから、「栄養過多が感染症を誘発するのではないか」という疑問をもつようになり、「我々が食べる食物中の栄養素は我々の体の維持よりも、病原菌の分裂・増殖のほうにむしろ利用されるのではないか」と考えるに至ったといいます。

この仮説に基づいて、実験をくり返

した結果、同教授は「感染症をはじめ、病気にかかった時には食欲不振に陥るが、これは体の防衛機構の表現である」という論文を、米国臨床栄養学会誌に発表しています。

マレイ博士は、まずネズミ100匹を4群に分け、その4群を、何も感染していないネズミと、腹腔内に病原菌を入れて無理に腹膜炎を起こさせたネズミの2群に分け、その2群ずつを、さらに自由に食べさせる群と、チューブを胃に入れて無理に食べさせる群に分けて、死亡率と平均生存日数を観察しました。

結果は前頁図（マレイ博士の実験）のようになりました。

この実験で、感染症はじめ種々の病気で「体力をつけるために」という理由で無理に食べさせることが体にとっていかに悪いか、かえって病気を悪化させたり、死期を早めたりすることがあるということが明らかになり、教授は、「食欲不振（食べないこと）は自分自身の体の防御反応に重要な役割を果たしている」と結論しています。

（空腹の効能③）体内・血液内の老廃物（汚れの元）の排泄

漢方医学では、2000年も前から、「万病一元、血液の汚れから生ず」という概念があります。

血液や体内が汚れるから病気になるという意味ですが、血液や体内が汚れるのは排せつがうまく行われないから。詳しくいえば「食べれば食べるほど、消化するために血液は胃や小腸に集まり、排泄器官の直腸、腎臓、膀胱などへの血流が悪くなり、排泄が悪くなる」から病気になるということをいっています。「吸収は排泄を阻害する」というのは、生理学上の鉄則です。

「逆もまた真」で、「断食」すると、胃や小腸に血液を集める必要がないので、直腸、腎臓、膀胱…その他の排泄器官への血流がよくなり、大便、尿、痰…などの排泄が促進され、血液が浄化されるというわけです。

「ノーベル生理学・医学賞を受賞したフランスのアレキシス・カレル（生理学者・「人間、この未知なるもの」の著書でも有名）は、「断食こそ、我々の器官と体液とを洗浄し、組織と精神に著しい変化を与え得るもの」と喝破しています。

何もしなければ、人の体内、血液内は、年を重ねる毎に汚れていくものです。すると、血液を浄化して、「健康を保とう」「少しでも長生きしよう」という血液浄化反応が起きます。西洋医学では、これを「病気」ととらえ、ともかく、症状を抑えようとします。それが西洋医学の陥りやすい、いわゆる「対症療法」です。

「断食」の経験がある方は先刻、ご存知の通り、断食中は、「吐く息が臭くなる」「痰が大量に出てくる」「鼻汁が出る」「口内に老廃物が排泄され、舌苔が厚くなる」「尿の色が濃くなる」「発疹や帯下が出る人がいる」…等々、排泄現象のオン・パレードになります。1日1～2食の「少食」を実行しても同様の排泄現象が起きる例も少なくありません。これは、「病気」を発症する前に、排せつ力を高めて、体を健康に「リセット」しようとしている反応です。

毎年40兆円超の医療費を費消しながら、病気や病人が一向に減るどころか、むしろ増え続けている事実は、「病気」に西洋医学的な「対症療法」で臨もうとする西洋医学の限界を如実に物語っています。

血液が汚れると、人間の体は次のような反応をして血液を浄化しようとします。

(1) 発疹（湿疹、ジンマ疹、アトピーなど）

血液、体液の汚れを皮膚を通して排泄することで、浄化しようとしている現象。

(2) 炎症（肺炎、胆のう炎‥など）

白血球が処理できないくらいの老廃物が、体内、血液内に産生された場合、細菌の力を借りて炎症を起こして発熱し、老廃物を燃焼しようとしている現象。炎症の原因はバイ菌ではなく、血液を汚す老廃物なのです。

（3）動脈硬化、高血圧、出血、血栓…

血液中の老廃物は、血液を浄化するためにコレステロールなどと共に血管壁に沈着していきます。これが動脈硬化です。すると、血管が細くなるので、心臓は力を入れて血液を押し出そうとします。それが高血圧です。西洋医学は、「血管拡張剤」や「心臓の力を弱める薬」を使って治療します。しかし、生活習慣（食べすぎ、運動不足、ストレス…）を変えない限り、血液が汚れて、また同じことの繰り返しになります。血管が細くなるのには限度があります。よって次は、汚れた血を血管内で固め（血栓）るか、血管外に放出（出血）するかしかなくなります。つまり、血栓とか出血は血液の浄化作用の1つなのです。

（4）ガン腫の発生

世界的な血液学者の森下敬一医学博士（昭和3年3月3日生まれ、令和元年12月91歳でご逝去）は、私が医学生時代から尊敬してやまない人物です。森下先生は昭和30年代の中頃に、「赤血球は、骨髄ではなく、腸で造られる」様子を、顕微鏡写真で克明に写し出して発表されましたが、同時に、ガンは、血液の汚れを浄化している装置なので、血液の浄化をすることなしに、ガン腫を「手術で取り去る」あるいは「放射線で焼く」、「抗ガン剤で壊滅させる」という西洋医学的治療法で処置しても、根本療法にならないと主張。「玄米自然食で血液を浄化することこそ、根治療法」という森下理論で、多くのガン患者の治療にあたって大いなる実績をあげられました。

ガンからは、

胃ガン…吐血
肺ガン…血痰、喀血
大腸ガン…血便
腎臓・膀胱ガン…血尿
子宮・卵巣ガン…不正出血
ガン性腹膜炎…血性腹水

などの如く、必ず「出血」します。この現象も汚れた血液を排泄して、少しでも健康になろう、病気を治そうとしている反応なのです。

血液が汚れているから、浄化反応＝病気が起きるのです。「空腹」は血液を浄化し、病気を未然に防ぐ最も効果的な方法なのです。

（空腹の効能④）自然治癒力アップ（自己融解）

ロシアの病理・生理学者のパシュケン（1845〜1901）は、「飢餓（極端な空腹）の時、より弱い器官を犠牲にして、より強い器官が生きていく」という説を唱えました。

断食するしないにかかわらず、脳、心臓、肺、肝臓、腎臓…など、生命に必須の臓器は常にタンパク質を必要としています。断食では、食物によって新たな栄養が補給されないので、こうした重要な臓器は体内の老廃物や余分な脂肪、糖分などを栄養として使おうとします。

本来、健康体には存在しない炎症、浮腫、水腫、腫瘍といった病気の組織中のタンパク質も利用するため、病変が消失します。この現象を自己融解（autolysis）と呼びます。

断食中、栄養が補給されなければ、やがては正常組織や、重要臓器自体に融解（タンパク質の分解）が起こるのではという疑問を持つ方もおられると思いますが、よほどの長期にわたる断食でない限り、そうしたことにはならないことが明らかにされています。

血液中の栄養タンパク（寿命予知タンパクとも言われる最も重要な栄養素）の「アルブミン」も、断食中は、低下するどころか、増加することも多いことを、私自身、多くの症例で、確認しています。

（空腹の効能⑤）自食作用（Autophagy《オートファジー》）～飢餓が臓器を活性化する

「オートファジー（Autophagy）」という言葉をご存知でしょうか。「栄養を失って飢餓状態に陥った細胞が、生き延びるために自らを食べる自食作用」をいいます。

2016年10月に大隅良典博士（東京工業大学栄誉教授）がノーベル医学・生理学賞を授与されたときの受賞理由がこのオートファジーの解明でした。

具体的にオートファジーの作用には

①細胞内の不要物、老廃物を分解して掃除する「浄化」作用
②細胞内に入り込んだウイルスなどの病原体や有害物を分解して細胞を守る「防御」作用
③細胞内の栄養の再利用

があります。細胞が栄養不足で飢餓状態に陥る時、このスイッチが入り、生物が生きていく上で不可欠なメカニズムが起動するわけです。

（空腹の効能⑥）少食は頭脳を明晰《めいせき》にし、短眠を可能にする

「睡眠」は、昼間活動した臓器・器官や傷ついた細胞を休息させたり、修繕するために必

要な行為です。従って、睡眠時間は休息や修繕に必要な分だけ長くなります。とくに食べすぎた場合、胃腸はもちろん、胃腸に血液を大量に送る必要のある心臓、酸素を吸う肺、過食の結果、たくさんできる老廃物を解毒する肝臓・腎臓……などあらゆる臓器を十分に休息させる必要があるので、それだけ長い睡眠時間が必要になるわけです。ということは、少食にすると、睡眠時間は短くてすむことになります。

古代ギリシアの哲学者・数学者のピタゴラスは「人の病気は過食からくる。なるべく少なく食べよ。しからば、汝《なんじ》の体も丈夫になり、精神も立派になって、病の神も汝をどうすることもできなくなる」と言っています。ピタゴラス自身、黒パン、野菜、果物、ハチミツなどの粗食を1日2回食べ、長寿を全うしています。ソクラテスも少食であったし、哲学者のベーコンも「僧侶や隠者が長寿なのは少食に負うところ大である」と述べています。

「発明王」といわれたトーマス・エジソンは、蓄音機を発明した時、9昼夜＝222時間、不眠不休で水以外に何も摂らずに、実験をくり返したそうです。エジソンは「人間に与えられた頭脳は誰でも同じ、自分は決して頭がよいわけではなく、考えれば誰にだってできる」というのが持論でした、ある人が「あなたは（それだけ忙しいのに、）どうやって、考える時間を見つけているのですか？」と聞いたとき、エジソンは「考える時間は寝る時間を減らせば作れます。それにはあまり食べないことです。人は食べるから寝るのです」と答えたといいます。エジソンは日頃、少食で、黒パン、野菜、果物と、少々魚を食べる程度だったそうです。

試しに1〜2食抜いてみると、睡眠時間が短くてすむだけでなく、頭の回転もよくなるような気がします。実際、胃腸へ供給する血液が少なくてすみ、脳細胞への血流が増すので、脳が活性化し、ボケ予防の効果も期待できるのです。

キリストやムハンマド、釈迦、孔子など古代の聖人たちが〝悟り〟を求めた時に、その修行の手段として断食をしたのは脳の血流を良くして、精神を研ぎ澄ますためだったのでしょう。

（空腹の効能⑦）全身の臓器が休息を得て若返る

飲まず食わずで頑張っているときは、結構頑張れるものです。しかし、一段落して食事をしたとたんにだるくなったり、眠くなったりするのは、消化・吸収のために血液が胃腸に集まり、その分、脳や四肢の筋肉への血流が少なくなるからです。

全身のすべての臓器、器官がその活動を順調に続けられるのは、血液が水、酸素、種々の栄養素を運んでくるからです。

仕事や勉強に夢中になっているときに、飲食物を摂っていなくても結構元気でいられるのは、食べないので、食物の消化・吸収のために必要な血液を胃腸に送り込む必要がなく、その分、十分な血液が手足の筋肉や脳へ供給されるからです。

食べると、心臓は消化に必要な血液を胃腸に存分に送り込まないといけないので、心臓に負担がかかるし、消化には酸素も必要なので、肺（呼吸）にも負担がかかってしまいます。食べたことで、発生する老廃物も多くなり、それを処理する肝臓や腎臓などの解毒器官も酷使《こくし》されるようになります。また、そうした臓器の働きを統合し、命令を下している脳にも負担がかかります。つまり、「食べる」ということは体内のすべての臓器、器官に負担を強いることを意味します。

「食べない」、つまり断食は、そうしたすべての臓器や器官に「休息」を与えることで、それを若返らせ、働きを活性化するのです。これは日常食べ続けていれば、絶対に得ることができないものです。

（空腹の効能⑧）「空腹・少食」がガンを抑制するという一つの証明

1960年代に既にドイツのガン学者、イセルス博士は、動物実験の結果、「食べたいだけの量の食物を与えられて育ったネズミは、2日おきに断食させられたネズミよりも自然発生するガンが5・3倍も高い」と報告しています。

つい最近のことですが、米国のカリフォルニア大学バークレー校のマーク・ヘラースタイン博士は、「断食すると、体内の細胞に、抗ガン効果をもたらす」との研究発表を行い、「1日おきにネズミを断食させたところ、体細胞の分裂する速度が確実に減る」、「細胞分裂自体が遅くなれば、ガン発生の危険性を減らすことができる」ことが実験で明らかになったとし、さらに「成長ホルモンやインスリン（たくさん食べると分泌が促される）のような〝細胞の成長を促すような〟ホルモンは、細胞の分裂を促し、ガン細胞の増殖のプロセスに深くかかわる」と述べています。

つまり、今、日本人の死因の断トツ1位に居座りつづけているガンは、「食べすぎ病」と断言してよく、少食にすれば、その予防や再発の予防が可能であることをこれらの実験は示唆しています。

日本でも平成10年（1998）、大阪府立大学農学部の中野長久教授らが、マウスの実験で「少食」がガンを抑制することを証明しています。

同教授らは、150匹のマウスを50匹ずつ、

⑴ 食事制限なし

⑵ 食事を80％程度に制限する

⑶ 食事を60％程度に制限する

の3つのグループに分けて飼育し、飼育5週目にすべてのマウスの腹部にガン細胞を注入して、毎週ガンの進行状態を観察する実験を行いました。その結果、⑴⑵グループは、ガン細胞注入後2～3週間で、腹部に平均約11gの腫瘍ができ、4週目にはほとんどのマウスが死亡しました。

これに対し、⑶の「腹六分」のマウスは、ガン細胞注入後2～3週間で、腫瘍の大きさは平均7gと⑴⑵のグループの腫瘍の3分の2程度と小さく、しかも、ほとんどのマウスが7週目まで生存しました。（この「腹六分」のマウスは⑴の「飽食」のマウスに比べて、免疫力に重要な役割を果たすインターフェロンの量が2倍もあり、免疫細胞のT細胞（リンパ球の一種）の量も約2倍あったといいます。）

昭和60年（1985）、ニューヨークのマウントサイナイ医大のグロス教授は、ある量の放射線を満腹ネズミに照射したところ100％発ガンしたのに対し、腹五分程度の空腹ネズミに同量の放射線を照射しても、わずか0・7％しか発ガンしなかったとの実験結果を発表しています。

同じく米国の、エモリー大学病院のS・ハイムスフィールド博士は、平均年齢50歳で同じ程度の進行ガン患者100人を無作為に抽出して、A群の50人には病院のふつう食を、B群の50人には、特別の栄養素を存分に入れたスープを加えた高栄養食を与えたところ、A群の平均生存日数は300日、B群は75日だったと発表しています。

こうした諸事実から、栄養過多がガンに対して免疫力を下げることは明らかです。さらにいえば、ガンを発症して食欲不振に陥るのは、ガンを治そう、免疫力を上げよう、延命しようとする反応であると考えてよいと思います。

ガンに罹り、食欲がわかないとき、一般の人はもちろん、医師たちまでもが、「体力をつけるために少しでも食べよ」と食を強制することが多いのは、「せっかくの食欲不振」の意味を理解していない行為ではないでしょうか。

【体験報告7】
ガン治療中の副作用も「空腹」が軽減……　A・Kさん（女性）

抗ガン剤ワンクールが終了しました。入院中は本当にきつい治療で、4日ほど何も食べられない日が続きましたが、自宅へ戻ってからは朝の人参リンゴジュース、生姜紅茶、玄米を再開し、毎日のウォーキングを頑張って続けています。おかげで体調がすぐに戻ってきました。

クリニックで先生のご指導を受け、先生の本をたくさん読み実践したおかげです。私のことはさておき、今日は母のことでお礼をお伝えしたくファックスいたしました。母は血圧が常々、上が180～190と高血圧に悩まされており、薬を飲んでもなかなか下がらなかったのですが、人参リンゴジュース、生姜紅茶を始めて8日目頃から110～120になり、今はすっかり安定、体重も5kgほど落ちました。母もその効果に驚いています。ありがとうございます。

私も抗がん剤の2クール目がもうすぐ始まります。またクリニックへお伺いする日を、そして伊豆のサナトリウムへ行ける日を楽しみに、治療をがんばります。

（空腹の効能⑨）「空腹」で普通の人より心臓が15歳も若くなる

米国セントルイスのワシントン大学医学部の准教授、L・フォンターナ博士は、「低カロリー食が心臓の働きも強化すること」がわかった、と次のような実験結果を発表しています。

米国にはThe Calorie Restriction Optimal Nutrition Society（＝「理想的な栄養を摂りながら、カロリーを制限する会」）という会があるそうですが、フォンターナ博士は、この会の41歳から65歳の会員25人に1日あたり1400〜2000キロカロリーの低カロリー食（典型的な西洋食＝2000〜3000キロカロリー／日）を食べることを6年間続けてもらい、心臓の働きを観察しました。年齢とともに、心臓や動脈の壁が厚くなり、弾力性が失われて、心臓の拡張期の働きが低下するのがふつうですが、博士の実験の結果、低カロリー食を続けた人たちは「心臓壁の弾性が高く、同世代の人々に比べ、拡張期の機能が15歳も若い」ことがわかったといいます。なお、低カロリー食の内容は、種々の魚、フルーツ、野菜、全粒小麦、オリーブオイル……などが中心で、精製食品や加工食品、ソフトドリンク、デザート、白パンはほとんど摂らず、「伝統的な地中海食」に似たものを食してもらっていたそうです。

低カロリー食は血液中のコレステロール、中性脂肪を下げ、血圧を低下させ、体脂肪を減らし、糖尿病のリスクを軽減させることは、これまでの数々の研究で明らかになっていますが、心臓にも効果が及ぶことを発表した点で、同博士の報告は注目に値します。

この低カロリー食の人々は、老化を示唆する炎症マーカー（ＴＮＦａ、ＣＲＰ、ＴＧＦｂ）が非常に低く、「炎症が老化に重要な役割を果たしているのではないか」と同博士は推測しています。ちなみに、低カロリー食の人々の体脂肪率は平均７％と、ふつう食の人々の25％より、格段に低いことも報告されています。

【体験報告８】
治らない病、拡張型心筋症…体を引きずるような苦しさから解放……
Ｗ・Ｆさん（女性・30代）

私は30代の女性です。今年、拡張型心筋症と診断され、3月末から1ヵ月入院しました。お医者さんから、「心筋症の根本的な治療法は心臓移植しかない。でも薬のコントロール次第で、5年以上生きられる。」と言われた時は、不治の病と悟り、打ちひしがれる思いでしたが、それでも生きているだけでありがたいことだと思い直しました。退院する際に、1日の塩分摂取量を5グラム以下とする塩分制限を命じられました。日常の食事でも、野菜はナトリウムを排出するカリウムが豊富な生野菜を使ったサラダ、調味料は酢、レモン、マヨネーズ、免疫を高めるつもりで緑茶や、ビタミンC豊富なオレンジジュースを飲んでいました。指示を守り、塩分は少なければ少ないほど心臓に良いのだと思って、1日の塩分摂取量を５ｇどころか４ｇに抑えました。

こうした食事制限をしていても、体調は良くならず、ＢＮＰの値も１０００を超え、肺にたまった水も抜けないので、横になると苦しくて眠れない状況が続きました。平地を歩いても息が切れ、重い荷物を運べなくて60歳を過ぎた母に代わりに持ってもらった時には、自分が情けなくて涙が出、先の見えない苦しさに生きる気力もなくなりそうでした。

（＊ＢＮＰ：心筋より分泌される、血管を拡張させるホルモン。正常値は１８・４以下。高い数値は心機能の低下を示す）

そんなとき、心配した母が差し出してくれたのが、先生の本でした。「多すぎる水分が体に悪い」という一文が目に入りました。生姜紅茶だったらナトリウムもゼロだし、と思い飲み始めたところ、2日後おしっこが気持ちよく出て、苦しさが和らいだように感じました。

生姜紅茶を始めてから、1ヵ月で体重が2キロ減り、脚が細くなるという思わぬ副効果もありました。少量だったおしっこの量は、その後どんどん増え、朝、尿意で目が覚めるほどになりました。9月のはじめに病院に行くと、ＢＮＰの数値が１５４８から６８２にと劇的に良くなっていました。病院から処方されている利尿剤、ＡＣＥ阻害剤などの薬も指示どおり服用しています。でも、格段に日常生活が楽になったのは先生のご本のおかげだと思っています。

生きて行く以上、働いて食べていかなければなりません。生姜紅茶のおかげで、動かない体を引きずるように職場に向かっていたあの苦しさから解放されたこともありがたく、先に希望の光が見えてきた実感があります。

２ヵ月後の検診で、心電図、心エコー、胸のレントゲンを撮ることになっていますが、次回先生に嬉しい報告が出来ることを楽しみにしています。

（空腹の効能⑩）「空腹」でグレリン（消化管ホルモン）が分泌され脳の海馬を刺激し、記憶力が高まる

「空腹」になると胃のＡ like cell（Ａ様細胞＝すい臓のランゲルハンス島Ａ―細胞に似ている）から「グレリン」という消化管ホルモンが分泌されます。

「グレリン」の働きは次の通りです。

⑴　胃腸の働きを促進する作用
　１　食欲の増進
　２　消化管の働きの活発化
　３　胃粘膜の保護作用

⑵　炎症を抑える作用

(3)　心臓の働きをよくする作用
(4)　ストレスに対抗する作用
(5)　自律神経の働きを調整する
(6)　脳の「海馬」（記憶中枢）の働きをよくして記憶を増強し、ボケを防ぐ作用

人類の歴史はある面では「空腹の歴史」です。ほとんどの時間を空腹で過ごしたことが、人類に狩りの工夫や、器械の考案をさせ、ここまでの文明を築き上げさせたと言っても過言ではないでしょう。空腹により、「グレリン」が常に海馬に作用した結果ともいえます。

（空腹の効能⑪）ストレスに強くなる

ストレッサーとは、心身に対する様々な負荷のことですが、そうした負荷に対抗するために、体に種々の反応が表れることをストレスといいます。

血圧上昇、脈拍増加……などの症状は、自律神経のうち、緊張の神経といわれる交感神経が優位に働いているために表れます。すると、ストレスを鎮めようとして、リラックスの神

経とされる副交感神経が働き出し、胃腸の働きがを活発化し、「ストレスのやけ食い」というような現象が起きたりします。

「うつ」や「統合失調症」などもっともっと大きいストレスが原因で発症することの多い精神疾患では、反対に、全く食欲がなくなることが少なくありません。統合失調症では、「食物の中に毒が入っている」と被毒妄想に陥る人もいます。これは「食べない（断食）」ことで、胃からの「グレリン」の分泌を促し「ストレスに対抗する」「自律神経の働きを調整する」ための本能の反応といえるでしょう。

私の小中学時代は、鳥獣の捕獲法などなく、学校から帰宅すると、すぐに、トリモチやカスミ網をもって、近くの山にメジロやホオジロ、ウグイス、シジュウカラ等々の小鳥をとりに行ったものでした。そうした野鳥をつかまえてきて、家でカゴに飼うと２～３日は絶対に食べようとしませんが、カゴに風呂敷をかけて暗くして、小鳥の興奮を鎮め、水だけあげて様子をみると、２～３日後から食事を食べはじめます。

犬や猫をよそからもらってきても、はじめの数日は食べようとしません。

このように、野生の動物は、強いストレスがかかると「食べない」ことで、精神力を強めて、ストレスから逃れようとしているのです。

われわれ人間でも、「空腹」は脳幹を刺激し、精神力を高めることにつながります。

「断食する」は英語は、「ｆａｓｔ」です。飛行機に乗った時にお目にかかる〝ｆａｓｔｅｎ　ｓｅａｔ　ｂｅｌｔ〟（＝シートベルトを「しっかり締めて」ください）の「ｆａｓｔｅｎ」と語源は同じで、「ｆａｓｔ」には「強くする、堅固にする」という意味があります。究極の「少食」法が「断食＝ｆａｓｔ」で、それにより心身ともに「しっかりする＝ｆａｓｔ」のですから、日頃少食にすると、「強くなれる＝ｆａｓｔ」のです。

【体験報告9】
仕事、家庭、育児からのストレス太り…「空腹」健康法で冷えも消え健康的に
Y・K（女性・47歳）

私はもともと少し太めの体形でしたが、身長が１６５㎝だったことや、学生の頃は運動部だったので、食欲旺盛のわりには少し太め程度ですんでいました。社会人になると運動不足になる一方、食欲旺盛は変わらぬまま、見事に太ってしまいました。

20代の頃は何度かダイエットに取り組みましたが、そのたびにリバウンドを繰り返し、30代の頃は、体重は55㎏から60㎏の間を行ったり来たりしていました。

30歳で結婚し、出産をしました。妊娠中は体重がさらに20㎏近く増え、無事出産後、体重は10㎏ほどは自然に落ちましたが、それ以上はやせず、やがて、仕事に復帰しましたが、仕事、家事、子育てに追われる生活のなかでためこんだストレスを食べることで発散した結果、さらに太ってしまいました。

いつも体が重く、何をするにも億劫で、面倒に感じる生活が、出産後8年も続きました。幸いなことに健康的には問題なく過ごしていましたが、平成28年の夏のあの猛暑に激しい夏バテ状態になってしまいました。夏バテを解消するにはきちんと食事を摂らねばと思いますが、私には珍しく食欲が湧きません。

石原結實先生のジュース断食を知ったのは丁度そんなときでした。

朝は生姜紅茶、昼は人参・りんごジュース、夜は好きなものをという「1日1食」プログラムは、食欲はないのに何か食べなければいけないと悩む私にぴったりに思えました。夜の1食は好きなものを、またアルコールもオーケーとなっていましたが、和食を中心にして（ときには肉も食べましたが）腹八分目を守るように心がけました。すると、徐々に体のスッキリ感を感じ、1ヵ月に約1㎏ペースで体重が落ち、運動なんてまったく久しぶりでしたが、4ヶ月目にはウォーキングをはじめました。体が軽くなったせいか、思ったよりスムーズに歩けました。緑の中を歩くのも気持ちがよく、時間を見つけて、少しでも歩くようになりました。

平成28年8月に64・5㎏あった体重は平成29年5月には53・4㎏にまで減りました。手足の冷えにも悩んでいましたが、体を温めるのがよいとあったので、腹巻をするようにしたところ、手足の冷えもすっかり治り、今では腹巻がないと気持ちが悪い位です。

私が実感できた「1日1食」健康法のよいところをあげてみます。

・腰周りから肉が取れていき、顔つきもやつれることなく、すっきり健康的に痩せた。
（胸もぺったんこにならなかった！）

・冷え性が治り、便秘気味も改善された。

・体調が良く、活発に動ける。仕事、家庭、育児を無理なくできるようになった。

・食べ過ぎると体調が悪くなるので、自然と腹八分目を守るようになり、過食にならずに済む。

・1食は好きなものを食べてよいので、「食べてはいけない！」というストレスがない。

石原先生、ほんとうにありがとうございました。

（空腹の効能⑫）リラックス効果（副交感神経の働き）が活性化する

断食を経験した人のなかには、宇宙、自然、周りの人々に対して、また、自分が生きていることそのものに対しても、感謝したい気持ちが湧いてきたという人が少なくありません。他人との争いや確執なども、とるに足らない些事《さじ》に思えてくるのでしょう。

ストレスがかかり、イライラしている時の脳波には、β（ベータ）波やθ（シータ）波が多く出現します。一方、断食中は座禅で無我の境地に達したり、高僧が悟りの境地にある時に出てくるα（アルファ）波が出現することがわかっています。釈迦やキリストが断食を「行」

として行なった理由もそこにあったと思います。

α波が出現すると、自律神経のうち、緊張（戦い、活動）の神経といわれる交感神経の働きは抑制され、リラックス（休息、夜）の神経といわれる副交感神経の働きがよくなり、心の安寧《あんねい》が得られ、また、免疫力も増強されます。断食中に排泄が旺盛になる現象は、副交感神経の活性化により、排泄、分泌現象が促進されることが大きな原因です。

モスクワのニコライエフ博士の精神神経疾患に対する断食療法の効果も、断食によるα波の出現、副交感神経の働きの活性化が大きく関与している、と思われます。

アメリカの医学・栄養学者のパーボ・アイローラ博士も「断食中、精神は研ぎ澄まされ、低次元の思考は高尚になり、不快な現実もより崇高な現実になる。たとえ同じように森の中を散歩しても、これまでと違った精神の経験をする。小鳥のさえずりも、まるで古典派音楽のオーケストラによる演奏のように聞こえるし、周りの高い木々も神秘的なゴシック建築のように見えたりする。」と記しています。さらに「あなたの心は喜びを取り戻し、これまで悩んできた世俗的な問題は全くとるに足らないように思え、今生きていることに無上の喜びを感じるようになる。また、精神作用は鋭く活発になり、新鮮な思考や斬新なアイデアが浮かんでくることに、自分自身でも驚くことがある。とにもかくにも、断食はすばらしい経験になるだろう。それは、あなたの全人格、肉体、精神、魂を若返らせ、これまでと全く違った新鮮さを与え、気力、体力がみなぎってくる」とも述べています。

このように、断食は精神（ｍｉｎｄ）、心（ｈｅａｒｔ）、魂（ｓｐｉｒｉｔ）など、すべての精神面に多大な影響を与えるものでもあります。

（空腹の効能⑬）「空腹」で精力増強、不妊も解消！

中年以降になると、「食べすぎた時は、精力、勃起力ともなくなる」という人が少なくありません。これは、食べたことで、胃腸に血液が集まり、ペニスへの血流が悪くなるからです。

バイアグラ（Ｖｉａｇｒａ）という勃起薬が陰茎の海綿体の血管を拡張して、陰茎への血流をよくする薬であることを考えると、食べすぎと陰茎への血流の関係に納得していただけるでしょう。（どうでもいいことですが、「Ｖｉａｇｒａ」とは「Ｖｉｇｏｒ（活力）」＋「Ｎｉａｇａｒａ（ナイアガラ）」を合成した造語で、「ナイアガラの滝の勢いの如く、活力ある陰茎になるように」との意味が込められているそうです。）

一匹のオスが数十匹のメスを従えているオットセイは、交尾の期間中は、食物を食べません。空腹、絶食が勢力を強くすることを本能的に知っているからです。

今や6組に1組の夫婦（カップル）が不妊に悩んでいるといいます。

昭和23年（１９４８）前後の３年間に生まれた人たちを「団塊の世代」といいます。私もその1人で、小学校の時は1クラスに55人から60人というのも普通で、そのうえ、教室が足りず、1つの教室を午前中は2年1組が、午後は2年5組が使うなどという2部授業なるものも経験しています。

昭和20年（１９４５）8月に終戦を迎え、戦地から復員してきた父親や母親たちは、毎日の食料が、さつま芋や雑炊くらいしかなく、空腹の中で、たくさんの子供をつくりました。今でも、南アジアやアフリカなど食料の乏しい地域には子供たちがたくさんいます。

まさに「貧乏人の子沢山」ですが、これは、食料が乏しく、個体の生命に危機が迫ると「子孫だけは残しておこう」という本能から、生殖力、精力が高まることも一因と思われます。

さて、今は不妊の原因が男性側にあるというケースをよく耳にします。一世代前までの男たちの精液1ccには、1億個の精子がいるというのが普通でしたが、今は５０００万個以下という精子の持ち主の男たちが増えているといいます。飽食の時代になり、食べすぎて太った人が増え、男性の生殖力が落ち、精子の動き自体も鈍っているのです。

これは、「飽食の親から生まれた子供は、飽食する。すると、地球上に食料がなくなる。それ故、子供をつくらせない」とするマクロファージ（白血球の一種で始源生命）、造物主（神様）の意思なのかもしれません。

私が経営している、人参・リンゴジュースによる空腹健康法を体験していただく施設では、別に不妊治療を行っているわけではないのですが、この30年間で、子宝に恵まれた女性は約40人を数えます。彼女らは、不妊に悩み、「絶対に自然妊娠は無理ですよ」と産婦人科の専門医に断言された人たちがほとんどです。

つい先日、大学を卒業されたばかりの息子さんをつれて、あるご夫婦（夫＝72歳、妻＝71歳）が当施設にいらっしゃいました。ご夫婦は、大阪から、実に23年ぶりの訪問で、前回の当施設で空腹健康法を経験されたあと、結婚後10年余も妊娠できなかったのに、なんと奥様が48歳で無事妊娠、出産され、その時の子供さんが、今年、大学を卒業されたので、御礼と挨拶に、ということで当施設を再訪されたということでした。

私は、講演の時によく「人参ジュースはニンシン・ジュースです」とダジャレを言ったりしますが、「人参ジュース」の効能だけでなく、「空腹」も妊娠に寄与する、と考えています。

【体験報告10】
ご懐妊の嬉しい知らせが続々　M・Kさん（女性）

①２０１７年12月サナトリウムで6日間お世話になったM・Kです。
妊活目的でサナトリウムへ行ったのですが、帰ってすぐ妊娠し、翌年10月10日母子ともに無事に出産しました。本当にありがとうございます。40歳になりましたが、第二子も頑張りたいと思います。

②45歳で出産されたN・Tさんのお話に励まされ私も45歳で無事出産（初産）しました。サナトリウムのおかげです！　ありがとうございます。

③サナトリウムで夫婦断食（空腹生活）して生まれた娘が中学生になりました。ありがとうございます。

Ⅱ　「空腹健康法」を実践してきた凄い人々

太古から宗教に取り入れられてきた「断食」は、肉体的な苦痛に耐えることで信仰する神の傍に近づくとか、悟りを開くことなどを目的のために行うものでした。欲望を断ち、肉体を苦しめることによって精神的な安息を得るという宗教的方法論は、「断食」の効果を自己暗示的なメンタルな効果とする考え方に基づくもので、そこには科学的な根拠は見当たりません。

ただし、本章の（空腹の効能6）でご説明したように、「空腹」を実践して、頭の中がスッキリと研ぎ澄まされたような感覚を覚えることは決して暗示的な効果というようなものではありません。これは、十分に医学的に説明できることであり、宗教がおしなべて「断食」を採り入れてきた大きな理由の一つもその辺にあると考えています。

「断食」を体験した宗教家たちは、血流の改善効果だけにとどまらない、「断食」ないしは「少食」のもたらす数々の健康効果につとに気づいていたことは間違いないところだと思いますが、そうした宗教的行為としての「断食」ではなく、自ら、健康法としての「空腹」のもつ効能に気づき、実践した人を二人ほどここで紹介しましょう。

「少食」で102歳まで生きたルイジ・コルナロ

「空腹」こそが病気を癒《いや》して健康長寿に導いてくれる、と身をもって体験したイタリアの貴族がいます。

ルネサンス期のヴェネチアの貴族ルイジ・コルナロは1464年の生まれで、若い頃は、貴族仲間と暴飲・暴食の限りを尽くしたため、30歳代で激しい胃痛、痛風《つうふう》、微熱や喉の渇き（糖尿病と思われる）などに毎日悩まされ、種々の治療法を試みましたが、まさに「薬石《やくせき》効なし」。とうとう35歳になると、生死の淵《ふち》をさまようほどに悪化してしまいました。

主治医からは、生きたいと望むなら、「食を厳しく制限すること」、それには「普通の少食をさらに最小限まで減らす」「病気の時、食べるような食を摂り、ごく少量にする」を厳格に守らなければ、良くてあと数ヶ月の命と宣告されてしまいました。生きたい一心で、コルナロは医者の言いつけを守り、次のような食事にしました。

「パン、卵の黄身、スープ又はパン粥、少しの肉か魚」を1日総量で350g、これを2回に分けて食べる。またワインは1日に約400cc（コップ2杯分）。

すると、なんと数日で種々の不調に回復の兆《きざ》しが表れ、1年後には完全な健康体となり、怒りっぽい性格までが改善されたといいます。

健康になると、農業増産のために干拓《かんたく》事業を始めたり、ヴェネチア共和国のパドヴァ市の行政長官として手腕をふるったりと、コルナロは同時代に生きたレオナルド・ダ・ヴィンチ（1452〜1519）やミケランジェロ（1475〜1564）よりも有名なイタリア人になったそうです。

70歳になっても目、歯、耳とも健全で登山や乗馬を楽しみ、超元気な毎日を送っていたといいますが、79歳の時、友人、親類、医師たちから「今の食事は少なすぎて、栄養不足になるので、もう少し多くの量を食べるように」としつこく忠告され、しぶしぶ1日の食事の総量を350gから400gに、ワインを1日400ccから450ccすると10日後より憂《ゆう》うつな気分に陥り、12日後には腹痛が発生。その後15日間も発熱が続くなど、生死の境をさまようほどの症状に陥ったので、食とワインをそれぞれ50g、50cc減らして、元の食事量に戻すと、再び健康になりました。

コルナロは91歳になっても目、耳、歯、体調とも何の異常もなく、声は朗々としており、いつも気分爽快、見る夢もすべてが楽しい夢であったといいます。

94歳（1558）の時、「断食」についての本を出版するや、すぐラテン語に翻訳され、ヨーロッパの知識人の間でベストセラーになりました。

後にイギリスの哲学者フランシス・ベーコン（1561〜1626）もエッセイの中で、コルナロの食生活を絶賛しています。

95歳の時、コルナロは「自分は完全に健康体」と感じ、「病死はあり得ない。100歳まで生きる」という確信をもつにいたりました。

１００歳になっても、目、耳、歯、足腰とも完全に健常で気分も爽快、「老年がこれほど素晴らしいものとは知らなかった」という名言を残していますが、１０２歳（１５６６）のある日、いつもと同じように昼寝の床につき、そのまま天に旅立ちました。

コルナロは少食が健康長寿の原動力になることを、身をもって立証した人ですが、「少食が、不運（不幸）を克服する力になる」という体験にも言及しています。

ヴェネチア共和国の有力者から起こされた身に覚えのない不当な訴訟や、乗っていた馬車が転倒して引きずられ、医師から4日の命と宣告された大怪我の時（70歳）も、「規則正しく飲食節制に努めた者は、いかなる事件も事故も深刻な影響を与えることはない」という信念のもと、両者とも克服しています。

「空腹」が病気を治すことを知らずに健康になった大富豪フレッチャー

米国の大富豪フレッチャー（１８４９〜１９１９）は、40歳頃までには、30以上の会社の社長・重役を兼任し、よく食べ、よく働き、巨万の財産を築いた実業家です。

40歳をすぎる頃より、不眠症、ノイローゼ、胃腸炎、リウマチ……等々の病気を患い、米国はおろか、ヨーロッパの名医という名医に診てもらったが、一向によくなりません。

会社の役職からも退くことになり、ついには堪忍袋《かんにんぶくろ》の緒が切れて、医者も薬もやめてしまいました。それでも、なんとか自力で治そうと、「胃腸が悪いのだから、よく嚙《か》もう」と思い、1口60回そしゃくすることを励行したところ、食べすぎることがなくなったばかりか、お腹も空かず、1日1食で済ませることができるようになりました。その結果、94kgあった体重が56kgになった時に、それまで苦しんできたすべての病気が治っていました。

気力、体力がもどり、30以上もの会社の重役に復帰し、運動も始めて、1食では足りなくなり、2食にしたので、体重が75kgにもどり、益々気力、体力がみなぎるようになりました。ただし、よく嚙むおかげで食べすぎにならず、食の嗜好《しこう》も変わり、肉や脂っこいものが嫌いになり、黒パンや野菜、果物を中心とした食生活になり、益々元気になったといいます。

フレッチャーはある日、医師たちの会合で演説し、「今日の医学は進歩したと言うが、一向に進んでいない。私の病気を治す医者は、アメリカはおろか、フランスにもドイツにもいなかったではないか。この病気は私が自然に治した。それは何か、というと、『よく嚙むこと』と『少食』で治った」と語り、演壇を降りようとすると、エール大学の生理学教授・チッテンデン博士が、立ち上がって握手を求め「君は面白いことを言ってくれた」と大絶賛してくれた、といいます。

欧米では、「よく噛んで健康になる」方法を「フレッチェリズム」と呼び、今でも盛んにおこなわれる健康法となっています。

Ⅲ 「空腹健康法」を実践し活躍する現代の著名人たち

現在、第一線で活躍している人の中にも、「空腹」の効能を自ら実感した方々が数えきれないくらいおられます。サナトリウムにお越しいただいた方も含めて、ご紹介しましょう。

世界的なリーダーたちも無駄に食べないことで、コンディションを整えています。

サラリーマンに人気の夕刊紙・日刊現代(2015年6月9日号)は当時の米国の大統領オバマ氏の食生活について、大統領は、朝・昼抜きで、夕食も「サーモン、ライス、ブロッコリー」くらいの軽食で済ませていると、驚くほどの少食で激務をこなしている様子を伝えています。

一方、筋肉美を誇るスポーツマンで、柔道家としても有名な、ロシアのプーチン大統領も、

朝食=カーシャ(雑穀のお粥)

昼食＝なし
夕食＝魚中心のメニュー（肉はほとんど食べないか、食べるなら羊肉）
だといいます。
日本の芸能界や実業界、政界の大御所、カリスマも「1日1食」を実践されている方が少なくありません。

その1　三枝成彰《さえぐさしげあき》氏

音楽家の三枝成彰先生（78）は「1日1食」生活を始めて30年、『無敵の「1日1食」疲れ知らずで頭が冴《さ》える！』というご著書まで出版するほどの筋金入りの実践家です。

三枝先生は、毎年1度は、私が経営する人参・リンゴジュースで健康増進を図る施設においでになりますが、フサフサの髪、血色のよい顔色、俊敏な立居振舞いは50歳代にしか見えません。

先生いわく、「1年365日ほとんどが外食だったので、どうしても食べすぎてしまう。そこで朝と昼を抜いて夕飯を美味しく食べることを習慣化しました。それが体にいいとは思っていなかったんですが、やってみると頭が冴えて、仕事の効率は3倍よくなった。現在の１日の睡眠時間は６時間で、ほとんど休みなく働いています。でも、どこも悪いところはありません。」

２０１５年12月に六本木の三枝先生の事務所で約３時間ほど対談をしたことがあります。『無敵の「１日１食」』の出版前で、ご著書に載せるための対談でしたが、テーマはもちろん、「１日１食の健康効果」についてでした。

『無敵の「１日１食」』には「少食」がもたらすメリットを７つ書いたとおっしゃり、

①　食べるからお腹が空く、食べなければお腹は空かない
②　食べると体力が消耗し、食べないと体力が高まる
③　１日１食だけ、制限を設けずに食事を満喫する
④　好きなものを食べても太らない
⑤　仕事の効率が３倍以上になる
⑥　１日１食なら年寄りにならない

をあげてくださいましたが、７つめのメリットはニコニコ笑われるばかりで、なかなか明かしてくださいません。

対談が終わると、事務所の部屋の壁をほとんど占拠している本棚から、数冊、雑誌や本を取りだしてこられて、「先生、７つ目のメリットはこれ、これですよ」とおっしゃいました。

よくみると、なんと、全部セクシー本でした。後でわかったことですが、『無敵の「1日1食」』に挙げた7つ目は、「孫を抱くより、女を抱け！」という言葉で、「人間エロスがなくなると、老けるし、病気しますよ」と、真顔でおっしゃった意味がよく理解できました。皆さんも本書と合わせて『無敵の「1日1食」』も読んでみられてはいかがでしょうか。

その2　船瀬俊介《ふなせしゅんすけ》氏

船瀬俊介氏（70）は、健康、環境問題など独自の視点で健筆をふるうジャーナリストですが、1日1食にも早くから取り組み、『やってみました！1日1食』（三五館）、『3日食べなきゃ、7割治る』（三五館）、『「長生き」したければ、食べてはいけない』（徳間書店）など、「空腹」の効用を説く本を何冊もお書きになっています。

その3　タモリさん

2016年6月17日号の『週刊ポスト』に「『1日1食』は本当に健康によいのか」という特集が組まれましたが、そこには、・「1日1食派」の代表格とされるタモリさん（森田一義）氏（74）は、32年間にわたって司会を務めた『笑っていいとも！』の番組内で、「オレ、1日1食しか食べない」とおっしゃったと載っていました。

その4　北野《きたの》武《たけし》氏

お笑い界の大御所で、映画監督や絵画などマルチな才能を発揮するビートたけしさん（73）は、これも「週刊ポスト」での連載記事『ビートたけしの21世紀毒談』（2013年7月12日号）の中で、「オイラの本当のダイエット法？　まァ強《し》いていえば、『炭水化物制限』と『1日1食法』だな。朝起きたらまず、野菜ジュースをタップリ飲んで、その後は晩飯まで何も食わない」と語っておられました。

その5　水谷《みずたに》豊《ゆたか》氏

名優、水谷豊さん（67）は『徹子の部屋』（テレビ朝日系・2014年4月25日放送分）に出演された際、「僕は基本的に朝とお昼、食べないんですね。ですから、夜に賭《か》けてますから夜になると野生に戻るんですね。食べたいほうだいね」と話して黒柳徹子《くろやなぎてつこ》さん（86）を驚かせていました。

その6　千葉真一《ちばしんいち》氏

アクションスターの枠を超え、米国を拠点にさまざまなジャンルで活躍する千葉真一さん（80）も、「週刊ポスト」（2016年6月3日号）で、健康を維持するための秘訣として「8年くらい前から食事は1日1食」と語っています。

その7　南雲吉則《なぐもよしのり》氏

実年齢の60歳より数十歳も若く見え、アンチエイジングの実践者として有名なナグモクリニック総院長の南雲吉則《なぐもよしのり》氏も、1日1食実践者のひとりです。

南雲先生は「空腹時には、若返りホルモンと呼ばれる成長ホルモンが脳から大量に分泌《ぶんぴつ》されていることがわかったんです。

そのうえ、脂肪の中から、アディポネクチンという長寿ホルモンが出て、若返りが不可能だといわれた血管も若返らせてくれます」とそのメカニズムについて述べておられます。

その8　ドクター・中松《なかまつ》氏

コンピューターディスクの発明など数百の発明をされ、レジェンド発明家として有名なドクター・中松（義郎）氏（91）は三枝氏を上回り、50年の長きにわたって空腹健康法を実践され、「1日1食の元祖」を自任しておられます。

このように、1日1食の実践者が、「体調がよい」「病気知らず」ということを、体験を通して述べておられ、西洋医学の医師や栄養士は

「1日1食の結果、栄養失調に陥り、体力・免疫力不足になってしまう危険性があります」

とか、

「胃や腸への負担が大きくなり、消化吸収不良などが心配されるほか、逆流性食道炎や食道ガンなどの発症率を高める恐れもあると考えられます」

などと、何を守ろうとしているのか、現実から目を背けた、的外れなコメントを繰り返しています。

「小さな親切、大きなお世話」とは言い過ぎでしょうか。

Ⅳ　私が「空腹健康法」を考案するまで

石原式「空腹健康法」はこうして生まれた

私が石原式「生ジュース断食」と名付けた健康法の実践・保養施設ヒポクラティック・サナトリウムを伊豆に開設したのは一九八五年のことでした。

石原式「生ジュース断食」は大学に入学したころの「青汁体験」を原点に、「満腹・空腹実験」、「B・ベンナー病院の人参・リンゴジュース」、「ニコライエフ教授の水断食」などを組み合わせて考案したものです。

①「青汁体験」

私は幼少期からよく風邪をひいて熱を出し、肺炎にも何度もかかり、両親を心配させるような虚弱な体質で、とくに、高校から大学に進んだころは、度重なる腹痛と下痢に悩まされていました。現在なら「過敏性大腸炎」とでも診断される症状でしたが、当時は何人ものお医者さんに診てもらっても原因不明と言われるばかりで、文字通り「薬石効なし」。症状はひどくなるばかりで、医学を志して大学に入った私ですが、このままでは、大学生活も満足に送れない、と悩みは深まるばかりでした。

そんなある日、ふとした偶然で、ある小冊子を手にとる機会がありました。この小冊子の著者西勝造《にしかつぞう》氏は医師ではありませんが、自らの体験をもとに研鑽を重ね、独自の健康理論である「西式健康法」を提唱した人で、何より、若いころは私と同じような症状に悩まされる虚弱な体質だったということが私の興味を惹きました。小冊子が述べている様々な健康法のほとんどは少々面倒臭く思えたのですが、そのなかで「胃腸病に青汁が効く」くらいはダメ元で試してみる気になったのは藁をもつかみたい気持ちがあったからでしょう。

母にキャベツ汁を作ってもらい、毎日コップ1〜2杯飲む生活を続けたところ、1日4〜5回も便意を催《もよお》していたものが、2〜3回に減少し、腹満感や腹痛も軽減するという効果があらわれました。

さらに、この体験に触発され、当時、何かと批判が多かった玄米食を思いきって始めたところ、下痢、便秘、腹痛、腹満などの症状がピタリとよくなりました。(この50年、私は1度も病気はしていません。)

体に自信ができ、何か運動をして、体を鍛えたいという気持ちになり、Muscl《マッスル》 Club《クラブ》に入部し、筋肉を鍛えることにしました。医学部5年生のころには、軽量級(体重60kg未満）ながら、ベンチ・プレス100kg、スクワット150kgを持ちあげられるようになり、全九州学生パワー・リフティング大会軽量級で優勝、全階級のボディ・ビルダーが参加して競う、ボディビルコンテストでも3位に入賞するほどになりました。

さて、「食生活で病気が治る」＝西式健康法＝との出会いと「青汁体験」が、二木謙三《ふたきけんぞう》博士（東大医学部内科教授、駒込病院長など歴任。文化勲章受章）の『健康への道』や森下敬一博士の『健康と美容の食生活』などの「食事と健康・病気に関する本」を読み漁る原動力になりました。

②「満腹・空腹実験」

大学を卒業し、血液内科に入局したのは、「腸造血説」や「ガンは血液の浄化装置である」という説を唱える森下敬一博士の血液生理学に憧《あこが》れたからでした。

しかし、血液内科というところは、今まで学んできた西洋医学の限界を思い知らされるところでもありました。白血病、悪性リンパ腫、再生不良性貧血など、当時は、不治の病といわれた血液疾患で入院する患者さんが多く、そうした患者さんが1週間で5〜6人も亡くなられることもありました。

私は、治すことが難しい病気を治そうとする以前に、病気にならないようにすることが大切と思うようになり、予防医学に興味を持つようになりました。28歳のとき、一念発起して大学院の博士課程の受験に挑戦し、運よく合格できました。

この大学院時代には、「飽食」と「空腹」の臨床実験を繰りかえしました。医学生にバイト代を払って被験者になってもらうのですが、貧乏暮らしの国立大学の医学生たちにとっては、高額な時給よりも「飽食」の被験者になることの方がなにより魅力的と見え、抽選しなければならないほどの人気ぶりでした。

それはさておき、「空腹」「満腹」の実験中、昼夜問わず3時間毎に採血して白血球の免疫力を調べたところ、なんと、「空腹」の時に免疫力が格段に増強し、「満腹」の時には、逆に、極端に低下することがわかり、それは私に大きな示唆を与えてくれました。

③「B・ベンナー病院の人参・リンゴジュース」

スイスの「B・ベンナー病院」のことはすでに本書でも何度か述べましたが、私は「空腹」のもたらす病気予防効果をテーマに、世界に目を向けることとし、1979年、少食と食事療法、さらには鍼灸や瞑想などを組み合わせた健康法を実践するスイスのビルヒャー・ベンナー病院を訪ねました。

そこで供される食事は、ベンナー博士考案の「ビルヒャーミューズリー」と呼ばれる、ヨーグルトとフルーツで作られたメニューを基本に、パン、ジャガイモ、ナッツ、生野菜、果物、ハチミツ、岩塩で作られたものでした。

そして、何より印象的だったのは、朝から必ず飲まされる、人参2本とリンゴ1個で作る生ジュース（Ｒａｗ　ｊｕｉｃｅ）がこの病院の「主治療食」とされていたことです。

私はベンナー式療法の効果は「ビルヒャーミューズリー」よりも、むしろ、この「人参・リンゴ生ジュース」によるところが大きいと考えました。

ベンナー病院が開設されたのは１８９７年のことですので、私が初めて訪れたときはすでに80年以上たっていたわけですが、当時も世界中から、難病奇病の患者さんが引きも切らずといった状態で来院していました。そうした患者さんたちが劇的に改善してゆくのを目の当たりにして、大きなショックを覚えたものでした。

④「ニコライエフ教授の水断食」

私は、１９７７年から5回、長寿で名高いジョージア、コーカサス地方の村を訪ね、その食生活などの調査を行いました。、現地に何度も赴く傍ら、モスクワのユーリー・ニコライエフ教授を度々訪れて、薫陶《くんとう》を賜わりました。

ニコライエフ教授は世界的な断食療法の権威で、ロシア政府が教授のために創った断食病院で診察・治療をしておられましたが、そこでも、一般の医学では不治の病であるガン、心臓病、神経疾患などが、断食で改善していくのをみて、やはりショックを受けました。

ただし、ニコライエフ教授の施設で1週間から3週間、断食療法を受ける患者さんに精気が乏しいことが気になりました。（ニコライエフ式断食は「水」のみを飲ませる、いわゆる「水断食」という厳しいものでした）

「空腹健康法」の力を実証して設立したヒポクラティック・サナトリウム

世界の優れた実践的な「空腹」研究の第一人者たちと出会い、「青汁体験」を原点に、「満腹・空腹実験」、「B・ベンナー病院の人参・リンゴジュース」、「ニコライエフ教授の水断食」

などを組み合わせて、私は石原式「生ジュース断食」健康法を考案するに至り、1985年にその体験・保養施設ヒポクラティック・サナトリウムを開きました。

ヒポクラティック・サナトリウムを伊東に開設してから、35年経ちます。その間、元首相4人、元厚生大臣を含む大臣経験者20余名、50名以上の国会議員、大学教授、弁護士、裁判官、大企業の社長、有名女優や男優、スポーツ選手、サラリーマンから主婦、学生さんたちまで、さらには100人を超えるお医者さんも含めて、3万人以上がジュース断食にやってこられ、リピーターになる人も少なくありません。

この施設の近くに、自宅を構えている私は25年以上、東京のクリニックでの診察、伊豆の施設での健康講演と健康相談のために、伊豆と東京を忙しく、行ったり来たりしています。

その間も、全国での講演（40年間で3000回以上）、テレビ、ラジオ出演、雑誌や新聞の記者たちからの取材、年に10冊以上の著書の執筆と、1年365日「休日」などはなく、働いておりますがこの40年間、1度も病気に罹ったことはありません。

ここに、私の「1日1食」生活を載せておきます。本書を読まれた方々が「空腹健康法」をはじめやすいように、ご参考になれば幸いです。

私が提唱する「空腹健康法」によって、健康を取り戻し、体調が改善し、減量にも成功したなど、感謝の言葉や笑顔が何よりの励みであり、私の宝物です。

飽食の現代、本書にまとめた「空腹健康法」で、「空腹の心地よさ」、そして「空腹による心身の健康の増進」を皆さんが感知、体得されることを願ってやみません。

実録！　私のほぼ「1日1食」生活

平成7年（1995）時点までは、朝は人参・リンゴジュース2杯、昼は大好物のとろろそば、夕食はアルコールも含めて好きなもの、という食事、つまりは「朝食抜き＝1日2食」を続けていました。

しかし、平成7年（1995）から平成20年（2008）まで、みのもんた氏司会の「おもいッきりテレビ」に月1～2回程度出演していたことから少々有名になり、東京にいる時は、昼の12～13時までは、雑誌や新聞の記者が取材にこられるようになって、昼食を摂る時間がなくなったことから、仕方なくこの、20年間はほぼ1日1食を余儀なくされています。

「1日1食」の私の基本的な食事は、次の通りです。

（朝）人参・リンゴジュース コップ2杯、黒糖入りの生姜紅茶1杯
（昼）黒糖入りの生姜紅茶1～2杯（記者の人と一緒に）

（夕）ビール1本、焼酎湯割り又は日本酒1～2合、タコ刺し、イカ刺し、納豆、豆腐、明太子、ちりめんじゃこ、海老の天ぷら、野菜の煮物、とろろそば又は玄米のお粥（黒ゴマをかける）に味噌汁

そして、小腹が空いた時は、チョコレートやクッキーをつまみます。

このメニューは、夕食は何を食べてもよいし、アルコールもOKという石原式【空腹】基本食に則ったものですが、よくいえば、これは私の本能が私にとらせている食行動です。裏をかえせば、その内容は私の好き嫌いが為せる食事ですので、万人向きとは言えませんが、超多忙人でも「空腹」健康法は実行できるという一例になるかもしれません。

「空腹時間」の効能を身をもって明かす

幼少時の虚弱な体質のゆえの偏食か、あるいは偏食ゆえの虚弱体質だったのか、今はよくわかりませんが、白状すれば、私は子供のころから、肉が嫌い、「卵は完全栄養食だから食べるように」と患者さんにはすすめるのに、ベタベタしているので食べられない、牛乳を飲むと下痢する、魚が大嫌い……という偏食です。

それでいて、この40年間、一度も病気はしたことないし、1日たりとも仕事は休んだこともないのだから、とやかくいわれる筋合いはない、と思っています。

しかも、この4年間は、毎週、月曜日は朝、昼、夕に人参・リンゴジュースを3杯ずつ飲むジュース断食の日にしています。

火曜日の朝、玄米の重湯、味噌汁、しらすおろしの補食を食べるので、1週間に6食半しか食べませんが、写真の如き、筋肉を誇って（？）いるのです。

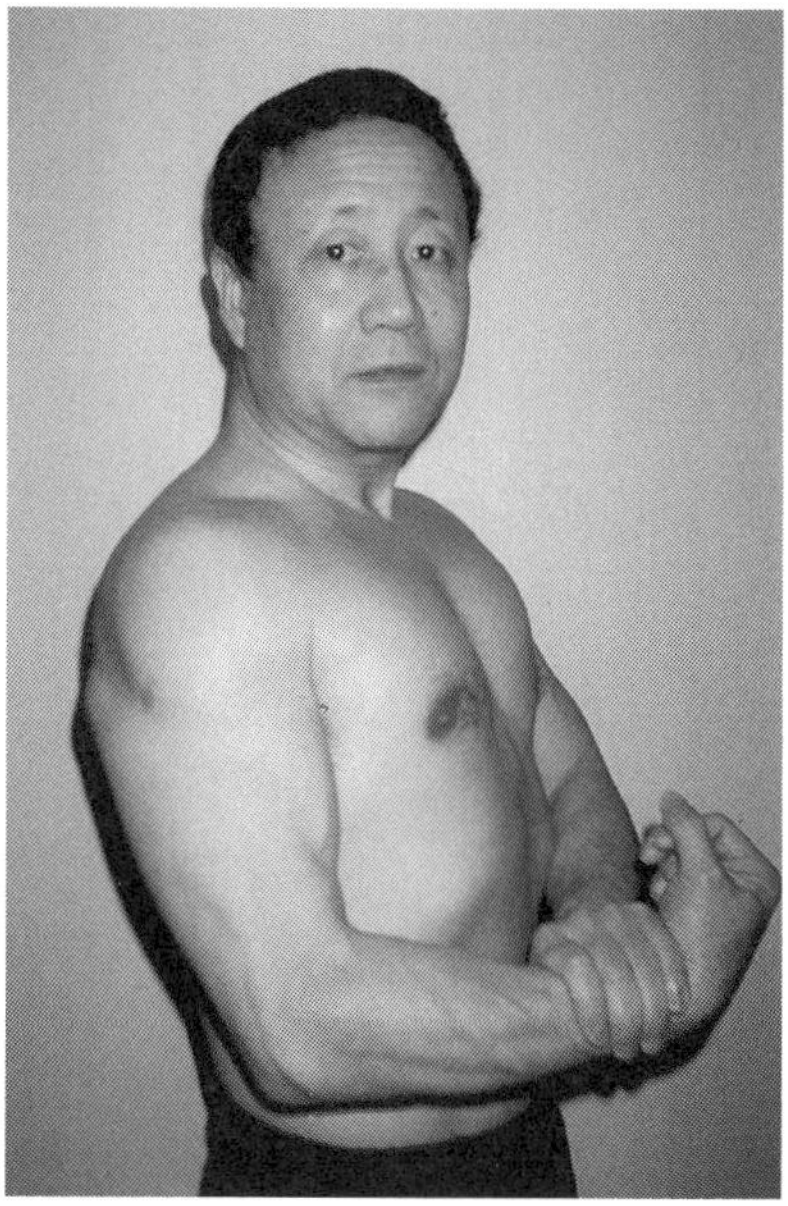

著者近影

「1日1食」と筋トレで、71歳の現在でも写真のように若々しい肉体を維持。

毎日の診療だけでなく、これまでに300冊超の書籍の執筆、3000回を超える講演会を行うなど、溢れんばかりのパワーで各地を飛び回っている。

第3章

本格的「断食」を試したい人のために

「断食」の医学と実践

ここまで、健康を増進したい、あるいは病気に強い体質を取りもどしたいと願う方々に、ご家庭でいつでも簡単・安全に始められる最も効果的な石原式「空腹健康法」をご紹介してまいりました。

さて本書を読み進められた方（あるいはすでに実際に始められて、その効果を実感されている方もおられるかもしれません）の中には、私の「空腹健康法」が、私が伊豆の施設で行っている本格的な「1日ゼロ食（生ジュース断食）健康法」の簡易バージョンであることを知って、一足飛びに本格的「生ジュース断食」をお試しになりたいと思われた方や、本格的「生ジュース断食」についてもう少し詳しく知りたいと思われた方がいらっしゃるのではないかと思います。

もちろん、健康法としての「断食」を体験できる施設は全国にたくさんあります。今はネットの時代ですから、ネットで検索して、ご自分の気持ちや考え方、症状などに合う施設を見つけて、ご相談されてみるのもよいでしょう。

ただし、どんな場合でも、本格的な断食を自己流で行うことは絶対に避けなければいけません。（なお、サナトリウムで実践している「断食」は、健康保養のためにマン・ツー・マンで体調を診て行っているものなので、くれぐれも自己流でおやりになるのはおやめください。自己流

で体調をくずされても、責任は負いかねます）

必ず、断食を指導する専門家のいる施設で行うようにしてください。

たとえば、第１章の「空腹健康法」実践編でも触れましたが、本格的断食を行ったときに起こりやすい症状の一つである「瞑眩反応《めんげんはんのう》」（東洋医学でいう、症状が良い方向へいく過程で起こる一時的不調のこと）などが本当の体質改善反応なのか、逆に病気が悪化している反応なのかについては、専門家でなければ判断できない場合が多くあるからです。

本章では、伊豆の施設で指導し、実践している「本格的断食（人参・リンゴジュース断食）」中の生理現象、症状、検査値の変化、補食の方法などについて述べてゆきます。家庭で行える、私の「空腹健康法」の基本となるものが、この「（人参・リンゴジュース）断食」ですので、ぜひご参考にしていただければと思います。

Ⅰ「断食」について

いままでも「断食道場」という看板を掲げる施設はたくさんあり、お寺などでも宗教的な心とからだの修養というよりは、もっと直接的にダイエットやデトックス効果を謳う「断食体験」を売りにしているところもあります。

「断食」という言葉は一緒でも、その内容は千差万別、誤解も多く生じて、混乱しているように思います。

「断食」の専門家の言として、「断食で治らない病気があれば、断食日数が足りないか、補食法の誤ち……」と云うような解説も見受けられます。

たしかに「断食」中あるいは「断食」後のコントロールは重要なポイントではありますが、それ以前に、断食で治る病気と断食しても治らない病気のあることを見極めることが必要です。「断食」をしてはいけない病気、気をつけなければいけない病気などをあげておきます。もちろん一般的な体の不調や疲れには無条件でおすすめしますが、特に改善がみられるおすすめしたい病気も併せて掲げました。

◇「断食」してはいけない病気

① 結核やガンの末期、進行した糖尿病など衰弱のひどい人
（肝臓ガン、すい臓ガンなどは特にさけるべきです）

②今すぐ手術の必要な状態の人（急性虫垂炎、胃・十二指腸潰瘍の穿孔）
③男性の大人で、四十キロ以下の体重の人
④胃腸からの出血の激しい潰瘍などの患者
⑤妊娠中の長期断食（ただし、嘔気などつわりに対しては二〜三日の断食が大変有効）、あるいは授乳中の母親。
⑥精神病者で治療を意識できない人や痴呆のすすんだ患者
⑦子宮筋腫や卵巣のう腫で、外観からでもわかるほど大きい人
⑧その他——病気ではありませんが、断食に対して著しい恐怖心をもっている人

などは避けるべきです。

◇「断食」をおすすめしない病気

①強度の心臓弁膜症で、代償不全に陥っている人
②インスリンを注射して五年以上経ている糖尿病
③頸部の腫瘤がレモン大以上になり、眼球突出もあるバセドウ病患者

④関節の硬直が五年以上たっている人
⑤麻痺性の病気
⑥脳卒中による麻痺。ただし、軽い麻痺の人は一週間断食を二～三回くり返すと、回復の可能性があります。
⑦発病後五年以上経っている統合失調症患者
⑧その他——全盲、全ろうの人

◇「断食」をおすすめしたいのはこんな病気（適応疾患）

①湿疹、ジンマ疹、気管支喘息などのアレルギー病
②中等症以下の胃・十二指腸潰瘍、潰瘍性大腸炎
③気管支炎、心内膜炎、大腸炎、副鼻腔炎、神経炎などの炎症性疾患
④乾癬、ペラグラなどの皮膚病全般
⑤痔ろう、痔核、消化器病（胃、十二指腸、肝臓、胆のう、すい臓）のすべて
⑥胆石、腎結石・尿路結石などの結石症

⑦緑内障
⑧乳腺腫、上皮腫などの良性腫瘍性疾患
⑨偏頭痛、神経痛、リウマチ、痛風など疼痛疾患
⑩糖尿病、バセドウ病などの内分泌性疾患

Ⅱ「断食」による三つの生理現象～「断食」はなぜ健康によいのか

「病気」について、イギリスのカーリントン博士は「病気の原因はただ一つ。これが外に表われた症候が病気である。」と定義しています。

そのうえで、さらに、「医者はこの症候を治すが、根本原因を取り除かない限り、本当に治ったとはいえない。根本原因は食物にあり、実際の要求より多量に食べることが原因である。」と言っています。

また、「万病の原因は、食物が十分に消化、吸収、排泄されず、余分に食べた食物が体内に蓄積され、血管を塞ぎ、血液の循環を悪くすることにある。断食は、蓄積された食毒＝老

廃物を排泄する効果がある」と病気に断食が有効であることを述べています。

ノーベル医学生理学賞受賞のフランスの生理学者アレキシス・カレルも、「断食こそ我々の器官と体液とを洗滌し、組織と精神に著しい変化を与え得るもの」と言っています。

この二人の医学者の卓見は、正に「血液の汚れこそ万病の元であり、その汚れはまちがった食物の摂取または食物の摂りすぎに起因する」という東洋医学の思想と合致しています。

――断食こそ、その血液の汚れを大掃除してくれる手段であるといっているわけです。

2日以上の断食を経験すると次のような三つの現象が起こります。

①あっと驚く強力な排泄現象

生命の仕組みを端的に表わすと、食物の消化、吸収と利用、そして排泄の三段階に分けられます。病気を防ぐという意味においては、排泄は栄養（食物摂取）以上に重要なことになります。

「食物摂取が排泄を抑える」、つまり「吸収は排泄を阻害する」という生理学のセオリーがあります。すなわち、身体は吸収と排泄とを同時には十分にできないということです。このことは、食べすぎると却って便秘したりすることがあることなどから理解いただけると思います。

逆に、断食または食物摂取を減少させることは、排泄をよくするということになります。言い換えれば、断食することで、身体は排泄や治癒反応の方に、その生命力を向けることができるのです。

断食によってまず脂肪が体のエネルギー源として使われ、また体内に蓄積されている老廃物や有毒物は、血液やリンパ液に吸収されて腎臓や肺や皮膚から排泄されていきます。

胃腸、肝臓、すい臓をはじめとする消化器官は、米やパン、魚、野菜、豆などの食物を、人知も科学も及び得ない複雑な化学反応によって血や肉に変化させています。これは生命力のすべてを駆使した大変労力の要る一大作業です。ですから、断食することによって消化器官を休ませることは、生命力を排泄と病気の治癒反応の方に向けることになります。病気になると、ほとんど例外なく「食欲がなくなる」ことも、消化器官を休ませようとする体の自然治癒反応と考えることができます。

断食中には、宿便が出る、汚い色をした小便が大量に出る、口内がネバネバする、タンがやたらと出てくる、皮膚がヌルヌルしてくる、吐く息がくさい、発疹（ジンマ疹や湿疹）ができる、むくむ、帯りものがある……などの排泄反応がいくつか表われるのは、このような生命の仕組みによるものです。

②体の毒素（酸毒症）がどんどん出ていく！

「脂肪は炭水化物の火で燃焼される」という言葉があります。これは、脂肪は単独ではエネルギーにはなり得ず、常に糖などの炭水化物の存在下ではじめて燃焼され、エネルギーに変わることができる、という意味です。断食のはじめは、体内にグリコーゲンという動物性多糖類のストックがあり、体内の脂肪はこのグリコーゲンによって燃焼されますが、グリコーゲンが底をつく断食2～3日目頃から、脂肪の不完全燃焼がおきます。その結果、ラク酸やアセトンなどの酸化物が血液中に増えて、血中のアルカリ度が低下し、アシドーシス（酸毒症）の状態に陥るわけです。

断食経験者は、「断食の2～3日目が一番苦しい」といいますが、これは、正にアシドーシスのためであり、異常な空腹感、嘔気または嘔吐、無気力感などの諸症状が出現します。この時は、深呼吸により酸素を取り入れるのがよいでしょう。

浣腸により老廃物を捨てる、冷水のシャワーを浴びることなどにより、自律神経の働きを活発化させることでも、症状を軽減することができます。

人によっては、断食の1週間目くらいまでアシドーシスの症状がつづくことがありますが、こうした症状は突如として消えることが少なくありません。これは、体内で固有の自家栄養状態に切り変わるからで、体内の脂肪やタンパク質から糖分が生成され、エネルギーがつくられるようになるためです。

しかし、後述の人参ジュース断食の場合、人参とリンゴの中のアルカリ分が酸を中和し、糖分も補給されるので、酸毒症の症状が表われないことが多いのです。

③病気の細胞が消えてゆく（自己融解）

ロシアの病理・生理学者、パシュケン（1845〜1901）は、「飢餓の時、より弱い器官を犠牲にしてより強い器官が生きていく」という説を唱えていることはすでに述べましたが、断食するとまず体内の余分な脂肪が生活臓器（脳、心臓、肺、内分泌腺、肝臓、造血器官などの重要臓器）の栄養に使われるという現象も、その説を立証しています。

更に、こうした生命に必須の重要臓器では、断食中でもタンパク質を必要としますので、生体は病変のある組織、腫瘍、水腫、浮腫、滲出液といった、本来健康体には存在しない異質の組織（病気）からのタンパク質を利用します。こうして病変を消失させるメカニズムを「自己融解」とよんでいます。

すなわち、自己融解こそ、断食による重要な病気の治癒過程の1つなのです。

しかし、その一方で、断食中には、正常組織、重要臓器の融解（タンパク質の分解）は行われないことがわかっています。タンパク代謝産物（老廃物）である尿素の尿からの排泄は、断食中にはむしろ減少することが何よりの証拠です。

血液中のタンパク質の低下はすなわち低栄養（栄養失調）ということを表わしますが、断食中には、逆に血中のタンパクが増加することが多いことを私は数多くの症例で確かめています。

Ⅲ「本格的な断食」中の体の変化、ぜひ知っておきたいこと

「断食」中は、体内の生理状態が「排泄」主体に切り替わるため、いろいろな排泄・排毒

反応が起こります。すなわち、口臭（体内の老廃物が肺を通して気体として排泄）、口内や歯がベタベタする、唾液がにがい、舌苔が厚くなる、発疹、肌がベタベタする、口内炎ができる、体臭（毛穴よりの老廃物の排泄）、出血（歯槽膿漏の人は歯茎から出血、子宮の病気の人は子宮から出血するなど）、汚い痰、色の濃い尿、黒褐色をした汚い便（宿便）、吐き気または実際の嘔吐など、体内の老廃物……これこそ万病の元ですが……の排泄反応のオンパレードとなります。

こうした反応に加えて発熱（老廃物の燃焼）が起こったりもします。また全身倦怠感、頭痛、めまい、眠気、寒気、ドキドキなどの症状が起こることもあります。倦怠感は、各臓器が断食によって休息するための結果起こるもので、何ら心配はいりません。さらに抑うつな気分、恐怖感や焦燥感（イライラ）が起こったりすることもまれにありますが、だいたいにおいて平静、平安、平和な気分になることが多いものです。

このほか、病気の患部や過去に患った場所に痛みや不快感が出てきたりする場合もあります。すなわち虫垂炎をやった人は右下腹部（回盲部）に痛みがきたり、胃の悪い人は胃痛、脳の病気を患った人は頭痛、腎臓病の人は腹痛または腰痛、蓄膿症の人は鼻汁が口の奥のほうに降りてくるなどです。癲癇（てんかん）の人は、その発作の回数が増えたりします。大酒のみはアルコール臭のする口臭、ヘビースモーカーは呼気がヤニ臭かったり、汚い痰の喀血、甘党の人は甘酸っぱい胃液が逆流、薬漬けの人は薬疹のような発疹が肌にできたり、吐き気が強かったり、等々の症状が出ることがあります。

これらの反応は、体内の浄化のプロセスですので、むしろ早く出るほど、また反応がひどいほど「断食」中の効果が出ていることになります。逆に、なにも反応が出ない人は、「断食」中の効果が少ないということもできます。

こうした反応とは対照的に、顔色はむしろ血色が良く、すっきりときれいになり、青ざめたりすることはあまりありません。これは皮膚の老廃物が排除されるためと、赤血球の数が増し、血行も良くなるためと考えられます。また、当然のことながら体重は減少しますが、脂肪の多い人ほどすぐ痩せる傾向にあります。

以上、述べたことは「断食」専門の施設で数日間から一週間程度の本格的な「断食」を行った場合であり、本書の第1章で述べたような、家庭で行える「1日2食、1食、ゼロ食」の「断食」ではこうした過激な症状はほとんど発現しません。

◇「断食」中、この症状がでたら中止すること

吐き気や嘔吐が強く2日以上も続く場合は「断食」の中止を考える必要があります。吐き気、嘔吐を起こす人は、10％以下とされていますが、断食の初日に起こることが最も多い傾向があります。解毒臓器である肝臓がフル回転し、たくさんの胆汁を排出し、その胆汁が胃のほうに逆流し、さらに外に出ようとするため吐き気が起こります。「断食」中の下痢も稀ではありますが、たまに出現します。特に水太りの人は、一日20回以上の腹痛を伴わない水様便を排出することがあります。嘔吐と下痢はともに体内の老廃物の排泄現象であり、病気の治癒反応です。しかしあまりに強く長く続くと脱水症状を起こすことがありますので、このときには「断食」の中止を考える必要があります。

Ⅳ「断食」中にあなたの体に現れる平均的諸症状

「断食」の途中の諸症状について、まとめて書いてみると次のようになります。ただしこれはあくまで平均的な症状を言っているのであり、当然種々の例外はあります。

初期（第1～第2日）

猛烈に「食物」のことが気になることがあります。食物の匂いや食器の音だけでも唾液が分泌されたり、胃腸がゴロゴロとなったりすることがあります。テレビを見ていて食べ物に関する宣伝がやたら気にかかるのもこの時期です。人によってはこの症状が亢じ、不眠やイライラ、名状しがたい不快感を覚えたりもします。脈拍はやや速くなり、体重は一日1～1・5kg減少します。

中期（第3～第5日）

この時期になると飢餓感はなくなります。舌苔が厚く生じ、口臭が臭くなり、皮膚、舌、口唇が渇き、口渇が強くなります。血圧、脈拍ともに低下し、呼吸が深く遅くなります。全身倦怠感、めまい、頭痛、吐き気などを訴える人もいます。

また、諸症状が悪化したように見える患者がいるのもこの時期です。いわゆる酸血症が現れる時期であるからです。体重は一日約300～500gの減少にとどまります。

後期（第6日目以降）

酸血症の時期が過ぎると全身倦怠感はなくなり、悪化したように見えた諸症状も消えていきます。気分は爽快になり、顔色のつやも良くなり元気が出てきます。口臭や舌苔が消え、精神的にも不安感、緊張感、抑圧感がなくなります。

元気が出てくると同時に、それまで熟睡していたのに、夢が多くなったり、少し興奮気味になったりすることもあります。

Ｖ「断食」中の体の変化を知り、プロセスで注意すること

①「断食」中のアクシデント

ロシアの生理学者であるパシュケンやゲフテルらの研究によると、動物でも人間でも、強制的な長期断食中には、心身がさほど衰弱しているとも思えないのに、突如死亡することがあるといいますが、これは体内の老廃物による自家中毒によるものと考えられます。

一方で、断食する人が、治療するという目的意識をもってやっている場合には、そのような事故はほとんど報告されていません。これは、強制的な断食と治療目的の断食とでは、精神的、心理的作用が大きく違ってくるためだと思われます。

断食中に浣腸、冷水のシャワー、よい自然環境の中での散歩、マッサージなどを励行すると自家中毒はおきにくくなります。

②「断食」中の食物摂取に注意

断食中に少量でも食物を摂取すると、かえって体調が崩れ、病気も悪くなるとがあります。これは断食中は糖分の助けなしで、脂肪やタンパク質からエネルギーを作る、という独特の栄養状態ができ上がっているためです。食物摂取により胃腸を刺激し、飢餓感が湧くと、この独自の栄養状態が崩れ、病気の治癒に向いていた生命力や体内の諸々の化学反応が破綻をきたし、却って病気が悪化することがあるというわけです。この状態を「異栄養症の現象」といいます。

③「人参・リンゴジュース断食」中の上手な時間の過ごし方

私が伊豆の施設でみなさんに実行していただいている「断食」は、人参・リンゴジュース以外は何も食べない方法なので、わかりやすく、「人参・リンゴジュース断食」という言葉を使います。

断食中は、よほどお腹がすいてフラフラするだろうから、日中も床についているとか、安静を保つ必要があると思っている人が多いと思います。しかし、「人参・リンゴジュース断食」

を実行してみれば、その心配は全くないことが体験的にお分かりになると思います。

もちろん、人参・リンゴジュースや生姜湯など以外は口に入れないので、過激な運動や仕事、過度な読書などは避けるべきですが、軽い運動や負担にならない程度の読み書きなどはむしろやるべきです。

散歩は断食中の運動に最適ですが、やる気があるなら、5～6キロ位は歩いた方がよいとおすすめしています。ただし、断食により疲れがうんと出て、身体が十分な睡眠を欲求するときは、自然の欲求にまかせ、十分に眠るようにするのがよいでしょう。断食中の睡眠は、身体を休め、疲れをとる上で重要です。

「治癒」にとって休息は不可欠の要素です。断食中の精神的・肉体的な休息は、体内にエネルギーを蓄え、治癒と修復のプロセスを加速してくれます。

長時間の仕事や複雑な問題からは、あえて距離をおいて、ゆっくりした気持ちで過ごすことが大切です。精神的な休息を求める上では聖書や仏典、その他の宗教書を読むのも効果があります。

断食中は過度な読書や長時間のテレビやスマホなども避けなくてはいけません。目や耳には「知覚的」休息が必要だからです。特に音はエネルギーを浪費し、平静を破壊します。静寂、平和、感覚的な不活発が体内に治癒のエネルギーを蓄えてくれるのです。そうは言っても、気分転換の意味で、娯楽番組を短時間視聴する方が、むしろよいこともあります。しかし、ホラーや深刻なテーマ、過激なアクションなどの番組などは避けるべきです。

④「人参・リンゴジュース断食」中の日光浴のすすめ

ぜひとも心がけて励行してほしいことは日光浴です。日光によりすべての生物の命が創り出されたわけですから、日光の健康に寄与する力は測り知れません。「人参・リンゴジュース断食」を行っている間は、どうしても体内の代謝が低下しますが、日光はこれを高めてくれる作用があります。

日光浴はカルシウムやリンの代謝を助ける一方、エネルギー消費を少なくしてくれます。なにより、見逃せないのは気分をリラックスさせてくれる効果ですが、長すぎる日光浴や強い太陽の下での日光浴はネルギーの浪費になるので、避けるべきです。夏の日光浴は涼しい朝か夕方にやるようにしてください。

日光浴の1日目は、五分間、あおむけで身体の前面をさらしたあと、次の5分間はうつぶせとなって後面をさらすようにしましょう。２日目からは、あおむけ・うつぶせを交互に6分間ずつ、7分間ずつと増やしていきますが、最大でもそれぞれ8分前後が適当で十分です。日光浴で身体が衰弱する感じなら中止してください。少々の疲労感を覚えることがありますが、基本的に続けて問題ありません。ただし、長くても前面30分、後面30分を限度にしてください。

⑤「人参・リンゴジュース断食」中の入浴のすすめ

断食中に入浴はよくないとする説がありますが、お湯の温度と入浴時間に注意さえすれば、むしろ、実行してほしいというのが私の考えです。

身体を温めることは老廃物の排泄促進に役立ちます。ただし、湯の温度が冷たくても熱くてもエネルギーのロスになるので、「気分」がよいと感じられるぬるめのお湯にして、時間は短めにするのがよいでしょう。

入浴により疲れをひどく感じるときはシャワーに切りかえてください。入浴にしてもシャワーにしても、温・冷浴ができればなお良いと思います。温・冷浴は血行をよくして新陳代謝や老廃物の排泄を促しますが、原則として温→冷→温→冷のように、最後は必ず冷で終わるようにしてください。

⑥「人参・リンゴジュース断食」中の浣腸や下剤の併用は？

断食を実行中、毎日緩下剤や浣腸をして、腸の掃除をすすめる断食療法の専門家もいますが、私は原則的には自然のままで何もしなくてよいと考えています。

便通がなくても特に心配はありませんが、老廃物が腸内で分解、発酵する過程でガスが発生し腹満がある場合には、下剤をかけたほうがよいでしょう。また、浣腸や下剤を毎日使った方がより気分的に爽快なら、どんどんやって構いません。

⑦「人参・リンゴジュース断食」中の常用薬・サプリメントは？

常用している薬がある場合は主治医や専門家に相談してください。心臓病のジギタリス剤や不整脈の薬、リウマチや喘息に使うコーチゾール（ステロイドホルモン）剤を勝手にやめると、症状の悪化やリバウンド現象が起こる恐れがあります。反対に、糖尿病の人が断食中に、経口糖尿病薬やインスリン注射をいつも通りに用いると低血糖発作を起こし、取り返しのつかない事態が発生する危険があります。いずれにしても、素人ではとても管理ができるものではありません。

胃腸病や高脂血症、痛風、脂肪肝などの薬なら、「病気のモト」が断食中は入ってこないわけですから、断食中の服用休止は可能と思いますが、その場合でも、自己判断せずに、主治医か専門家に相談すべきです。

ビタミン剤やその他の栄養補助食品やサプリメントは、ジュース断食中は、とくに必要ありません。併用した方が調子がよいならそれで構いませんが、断食の目的は「入れる」より「出す」ことなのですから、胃腸に負担のかかるものは、やめたほうがよさそうです。

⑧「人参・リンゴジュース断食」中は「暖」をとることが大切

断食中は寒さに弱くなります。寒さは排泄を抑制し、断食中の不快感を増し、その上、体内の貯蔵エネルギーの利用を早めます。このため断食中に暖をとることは大変重要です。頭寒足熱こそ健康の原則ですから、特に足は暖かくしなければいけません。就眠中は窓をあけ、なるべくきれいな空気を吸い込んだ方が体内の浄化によいのですが、身体が暖まるよう、十分フトンや毛布などを利用してください。冬などは特に湯タンポなどで足を暖めるのがよいでしょう。

⑨「人参・リンゴジュース断食」中のうがい、その他のアドバイス

口内が気持ち悪いことが多いので、うがいは頻繁に行なってください。にんじんジュースを飲んでも、なおかつ口渇があるときは、井戸水、わき水などの自然の水か、薬草茶などをちびりちびり飲むようにしてください。

私の「人参・リンゴジュース断食」では、体内にカリウムが多くなり、排尿量が増すのでナトリウムが少なくなり、塩気が欲しいと感じることがあります。そんなときは自然塩をチビチビなめるか、梅干しをしゃぶるとよいのです。なお、ジュース断食は、体内の老廃物を掃除するための手段ですから、禁酒・禁煙は言わずもがなです。

「人参・リンゴジュース断食」を実践中に、心身ともに苦しい症状が強い時や、効果があるとは信じられない時は、断食をやめるべきです。

1週間の「人参・リンゴジュース断食」メモ

ご参考までに、私のヒポクラティック・サナトリウムでの「ジュース断食」の9泊10日コースの1日～7日目（「ジュース断食」期間）までをご紹介しておきます。（自己流では絶対にやらないでください。）

1日目（午後チェックイン）

15：00　生姜湯（黒糖入り）コップ1杯（100～150cc）
17：45　ニンジンジュース　コップ3杯

2日～7日目

8：00　ニンジンジュース　コップ3杯
10：45　味噌汁（具なし）お碗1杯（150cc）
12：45　ニンジンジュース　コップ3杯
15：45　生姜湯（黒糖入り）コップ1杯（100～150cc）
17：45　ニンジンジュース　コップ3杯

本格的な「断食（人参・リンゴジュース断食）」に必須の体調チェック

健康数値はこんなに変わる！（断食中の検査値の変化）

①体重

断食を始めてから2日間は毎日、男性は1～1・5kg、女性0・5～1kgの減少がありますが、3日目以降は1日に300～500gの減少にとどまります。これは、男性のほうが筋肉の量が多く、基礎代謝が高いためです。

断食の初期に体重減少が激しいのは、排尿がよくなるため、体にたまっていた余分な水分（水毒）が排泄されることも大きな要因です。体重の約60％は水分ですから、太っている人はほとんどが「水太り」の傾向にあるわけで、断食中に腹痛を伴わない下痢を1日に、5～10回も経験する人さえいます。断食は本能を甦らせるので、体内に水分が多い人は水の排泄反応が強く起こるのです。

高比良英雄博士は、断食中の一日あたりの体重の変化は、

1～5日＝1・5～2％

6〜10日＝0・7〜0・8％
11日以降＝0・5％以下

であり、平均的に言って断食2週間でも約13％、20日で約15％、30日で約22％であると実験の結果を発表しています。

②血圧

断食中、高血圧の人は下がり、正常血圧の人は不変、低血圧の人は上昇傾向になります。ただし、断食2〜4日目の排泄反応が強くなる時に、一過性に上昇することがよくあります。代謝を高め、腎血流をはじめ、全身の血流をよくし、解毒、排泄能を高めようとする反応と考えられます。

③血糖

正常血糖値の人は、やや下がる程度ですが、高血糖の人は、断食中、インスリン注射や経口糖尿病薬をやめても、かなり（50〜100mg／dℓ以上）下がります。

体内60兆個の細胞のエネルギー源は、ほぼ100％近く、血糖に依存していますが、その血糖（ブドウ糖及びブドウ糖の元＝グルコーゲン）の蓄えは半日分しかありません。

断食中は体内のタンパク質や病的細胞（ガン細胞や炎症細胞）のタンパク質が分解されて作られたアミノ酸からコルチゾール（副腎皮質より分泌される糖質ホルモン）の作用によって糖を作り出します。これにより、病的細胞の自己融解がおき、病気が治る、という一面があります。

日常生活において、一般的には、低血糖が生じると、アドレナリン、ノルアドレナリン、グルカゴン、サイロキシン…などのホルモンが副腎、すい臓、甲状腺…等より分泌されて、血糖を上昇させようとします。逆に、食べ過ぎが続くと、血液中の糖（血糖）が恒常的に高くなり、糖尿病が発生するので、それを防ぐために、血糖を下げるホルモンであるインスリンがすい臓より分泌されます。

人間をはじめ動物は空腹の歴史の中に生きてきたので血糖を上げるホルモンは多く、下げるホルモンが少ないわけです。すなわち、われわれは「空腹」状態では健康を保つ術を知っているが、満腹の時はどうしてよいかわからず、ガン、脳卒中、心臓病、糖尿病…などの身体病から、うつ、統合失調症などの精神疾患などにかかって、もがき苦しんでいるといっても過言ではないでしょう。

④中性脂肪

断食中、足りないカロリーは腹や尻、皮下、肝臓（脂肪肝）はじめ内臓にたまっている中性脂肪が消費されてエネルギーになるので、かなり低下します。

１０００㎎／dℓ（正常値　５０～１５０㎎／dℓ）を超えていた高度の高脂血症の人が、１週間の断食後、１００㎎／dℓ台になることなどもよくあります。

⑤総コレステロール、HDL・LDLコレステロール

総コレステロールは、断食中に一過性に上昇することがあります。これは、甲状腺ホルモンの分泌低下によるものと考えられます。断食後、補食して平常生活に戻ると、総コレステロール、LDL（悪玉）コレステロールは低下し、HDL（善玉）コレステロールは増加します。

⑥尿酸《にょうさん》

断食中は、尿酸（痛風のもと）が増加することがよくあります。断食により、体内の不要細胞や病的細胞が崩壊し、その中の核酸が代謝されて尿酸が生成されるためと、中性脂肪分

解により発生したケトン体が尿酸の尿への排泄を妨げるためという、２つの理由が考えられますが、断食後、普通の生活に戻ると、断食前より低下するのが通例です。

⑦ 総タンパク質、アルブミン、赤血球

物を食べないと栄養失調になると一般では考えられています。しかし、肝臓で合成され、体内六十兆個の細胞の栄養タンパクとなるアルブミン（寿命予知タンパクとも言われ、慢性病などで低下すると生命力が弱っていると判断）が断食中に増加してくることがしばしばあります。つまり、栄養状態がよくなるということです。

同様に、赤血球の減少＝貧血は、慢性病のときの特徴ですが、断食中にむしろ赤血球が増加することがあります。食べすぎているときのほうが栄養失調で、食べないときのほうが栄養状態が改善する、という不思議な現象が起こることがよくあるのです。断食により肝臓や骨髄の働きがよくなるためと思われます。

⑧ 白血球やＮＫ細胞

大阪医科大学の大橋兵次郎外科部長は昭和の初期、断食を自らも体験し、断食の研究に取

り組んだ方ですが、その著『断食』のなかで、『世上断食の実行を見るに、主として治療の目的に応用されているが、私は、寧《むし》ろ、健康増進の意味に於て、之を推奨したい。私共の断食研究は全くこの主意の元に継続しているのである。

「断食健康法」とは、其の原理は極めて簡単である。

⑴ 過剰な栄養成分の消耗

⑵ 重要臓器に対する積極的な安静

⑶ 潜伏せる反発力の応用（人体を構成する六十兆個の細胞が断食という強い刺激によって潜在的な生命力、反発力を蘇らせる）

とし、『断食後7〜10日に、白血球が増加する』と述べています。

しかし、私は、多くの断食中の人々の血液検査を施行した結果、「断食中は白血球は減少する」という印象をもっています。

白血球（好中球）は、外から体内に侵入してきた病原菌の殺菌もしますが、白血球本来の働きは、体内、血液内の老廃物、有毒物、余剰物を貪食処理することにあるので、断食の日数も進み、体内の老廃物が少なくなると、それを貪食する好中球も少なくてすむからだと考えられます。

ただし、リンパ球などの一種で、ガン細胞やウイルスを殺すNK細胞や、白血球の親玉で、他の白血球に対する司令塔の役をしているマクロファージの数や活性は確実に上昇します。

⑨ GOT・GPT・γ-GTP

肝炎《かんえん》や肝硬変《かんこうへん》、肝臓ガンなどで肝細胞が破壊され、肝細胞内から逸脱して血液中に増加してくるGOT（グルタミン酸オキサロ酢酸トランスアミナーゼ）、GPT（グルタミン酸ピルビン酸トランスアミナーゼ）が断食中や断食後に一過性に上昇してくることがあります。

これは、肝炎や脂肪肝《しぼうかん》を患っている脆弱《ぜいじゃく》な病的肝細胞が破壊されているためですが、断食後は、もちろん、GOT、GPTは低下し、正常化します。

一方、アルコール過剰摂取の指標とされるγ-GTPは断食の日数とともに必ず低下してきます。

⑩ ホルモン

(1) アドレナリン（副腎髄質）の分泌増加

断食の初めは肝臓に蓄えられているグリコーゲンをブドウ糖に変え、それ以降は中性脂肪を遊離脂肪酸に変えて、エネルギー源を確保します。
また、断食による利尿促進→塩分喪失→血圧低下を防ぐため、動脈を収縮させ、心拍数を増加させて血圧や血液排泄量の維持を図ります。

⑵コルチゾール（副腎皮質）の分泌増加
心身のストレスに対抗する力が増します。

⑶甲状腺ホルモン（Ｔ３、Ｔ４）の活性低下
基礎代謝を低下させて消費カロリーを減少させようとするためです。つまり、食事なしでも生きながらえようとする体の仕組みによるものなのです。
断食の日数が進むにつれ、体重減少の速度が落ちるのはこのためです。

⑷レニン（腎臓から）の分泌の増加
断食で排尿が増すと、塩分も尿とともに捨てられ、体内に塩分不足をきたし、生命の危険が出てきます。
よって、腎臓で、尿に捨てられた塩分を血液内に再吸収するために、副腎からのアルドステロンの分泌が促されます。
また、血圧維持のために腎臓からのレニンの分泌が増加します。

⑪ 脳からのβ-エンドルフィンの分泌促進

ジョギング中は、β-エンドルフィンという脳内麻薬（endo-morphinene《体内モルヒネ》）が分泌されて、陶然《とうぜん》とした気分（running high＝ジョギング中毒）になります。

断食も進んでくると、宇宙と一体になったような、すべての物に感謝したくなるような多幸感が現れてくるのは、旺盛に分泌されるβ-エンドルフィンによるものと考えられます。

⑫ 満腹物質の出現

九州大医学部の名誉教授で、「肥満」に関する権威の大村裕博士によると、六十時間の断食実験をネズミでやってみたところ、脳の満腹中枢を刺激して満腹感を起こさせる「満腹物質」が血液中に増加してきたといいます。

「満腹物質」とは「3・4-ディハイドロキシブチル酸r-ラクトン」と「2-ブテン-4-オライド」とのことです。

Ⅵ「人参・リンゴジュース断食」終了後の普通食へのもどし方、ここに注意！

①「補食」（断食の終了直後の食事）

「1日2食」や「1日1食」を実行したあと、普通に朝食をとる生活に戻しても、問題ありません。（ただし、日常の健康法として、「1日2食」以下を習慣化することが、望ましいと思っています。）

しかし、「人参・リンゴジュース断食」を実行したあとは注意が必要です。

「断食」の間、人参・リンゴジュースや、糖分を補うための黒糖やハチミツ、チョコレート少々などは口にしてよいのですが、この間、ずっと胃腸は休息しているわけですから、1～数日「1日ゼロ食」を終えたあと、普通の食事にもどすと、胃腸の張った感じや痛み、下痢などをはじめ、言いようのない不快感に襲われ、不調のどん底に陥る可能性があります。また食欲に任せて普通食を摂れば、場合によっては死にいたることさえあります。したがって、猛烈な食欲を制御しながら、重湯《おもゆ》、おカユの順に徐々に普通食に戻していくことが大切です。

この普通食にもどすまでの期間を「補食」といい、どのような断食でも、補食は必須とされています。「断食療法」の成否は、この補食がうまくやれるかどうかにかかっているといっても過言ではありませんが、それは私のサナトリウムで行っている「人参・リンゴジュース断食」でも全く同様です。

②補食の方法

補食は「断食」を行った日数と同じ日数をかけるのが理想的ですが、「補食」は「断食」よりむしろ失敗しやすいので、注意が必要です。

③補食前期（8〜9日目）――「断食」後、特に大事な3日間

この期間は、猛烈な食欲があるのに、少し食べると満腹感を覚えたり、おなかが張ったりしますが、その後、20〜30分すると、また空腹感が出てきたりします。気分的にも爽快感が失せ、不安感が出現することもあります。さらに、「断食」を行っていた後半期より、体調が悪くなったように感じたり、床についていたい感じがしたりします。「断食」後半期には、ほとんどなかった排便も大体補食開始後2〜3日から始まります。脈拍は増加し、血圧も上がってきますが、呼吸が浅くなったりします。体重は毎日200〜300gずつくらい増加するのがふつうです。

この期間、アルコールやタバコは厳禁です。胃腸の働きが完全にもどっていないため、魚、肉類、卵、シイタケなども避けるべきです。塩分を摂りすぎると、浮腫《むくみ》が出やすくなるので、控え目にしてください。

私のサナトリウムの「人参・リンゴジュース断食」9泊10日のスタンダードコースでは、1日目から7日目までを「断食」期間、8日目から10日目までを「補食（前期）」期間としており、11日目以降、「補食（中期）」期間からはご家庭で行っていただくようにしています。（といっても、ジュース断食の場合、水断食と違い、11日目以降は家庭でのふつう食を腹八分目にしてよく噛む、という認識で結構です）

ここに私のヒポクラティック・サナトリウムでの「人参・リンゴジュース断食」の9泊10日コースの8日～10日目「補食（前期）」のメニューとアドバイスを参考までにご紹介しておきます。（繰り返しになりますが、自己流では絶対にやらないでください）

8日目（補食1日目）

8時　人参ジュース　コップ1杯（200cc）
10時　玄米重湯　しらすおろし小皿1杯　梅干1個　味噌汁（具なし）
15時　生姜湯（黒糖入り）コップ1杯（100～150cc）

7日間断食を行った時の補食の摂り方

8日目（補食1日目）

8:00　人参ジュース コップ1杯(200cc)
10:00　玄米重湯　しらすおろし小皿1杯　梅干1個
　　味噌汁(具なし)
15:00　生姜湯(黒糖入り) コップ1杯(100cc～150cc)
17:00　玄米重湯　しらすおろし小皿1杯　梅干1個
　　味噌汁(具なし)

重湯の作り方（5～6人）

Ⅰ 玄米1合を、フライパンで、きつね色になるまでよく炒める。
Ⅱ Ⅰの玄米に10倍の水を加え、2時間ぐらい弱火で煮る。
Ⅲ Ⅱが冷めたら、何回かに分けてミキサーにかけ、裏ごしをる。
これにゴマ塩をかけてよく噛んで食べる。

9日目（補食2日目）

8:00　人参ジュース コップ1杯(200cc)
10:00　玄米おかゆ　漬物(季節の野菜のぬか漬け)　梅干1個
　　味噌汁 (具入り:豆腐、ネギなど) しらすおろし小皿1杯
15:00　生姜湯(黒糖入り) コップ1杯(100cc～150cc)
17:00　玄米おかゆ＋副食 (10:00と同様)

10日目（補食3日目）

8:00　人参ジュース コップ1杯(200cc)
10:00　玄米ご飯(通常より軟らかめに炊く)　味噌汁
　　ひじきの炒め物　野菜の煮物　漬物など
15:00　生姜湯(黒糖入り) コップ1杯(100cc～150cc)
17:00　10:00と同様の玄米食

＊以上のような日程で、入寮者の体力に合わせ、無理のない断食療法を施している。
＊7日間の断食の場合、補食は3日ないし4日は必ずとるようにしている。

17時　玄米重湯　しらすおろし小皿1杯　梅干1個　味噌汁（具なし）

9日目（補食2日目）

8時　人参ジュース　コップ1杯（200cc）
10時　玄米おかゆ　漬物（季節の野菜のぬか漬け）　味噌汁（具入り：豆腐、ネギなど）
しらすおろし小皿1杯　梅干1個
15時　生姜湯（黒糖入り）コップ1杯（100〜150cc）
17時　玄米おかゆ＋副食（10時と同様）

10日目（補食3日目）

8時　人参ジュース　コップ1杯（200cc）
10時　玄米ご飯（通常より柔らかめに炊く）　味噌汁　ひじきの炒め物　野菜の煮物　漬物など
15時　生姜湯（黒糖入り）コップ1杯（100〜150cc）
17時　10時と同様の玄米食

サナトリウムでの「人参・リンゴジュース断食」後の補食前期期間は、補食1日目＝重湯食2回、2日目＝お粥食2回、3日目＝玄米食1回のように普通食にもどるまでの期間が「水断食」より短くてすみます。

補食の摂り方

ジュース断食の日数 ＼ 補食の日数	1日目		2日目		3日目	
	朝	夕	朝	夕	朝	夕
1日断食	重湯	普通食 腹六分				
2～5日断食	重湯	重湯	お粥	普通食 腹六分		
6～7日断食	重湯	重湯	お粥	お粥	普通食 腹六～八分	

「重湯」食
（玄米の重湯）＋（味噌汁の汁）＋（しらすおろし）＋（納豆＋）（梅干し）

「お粥」食
（玄米のおかゆ）＋（味噌汁）＋（しらすおろし）＋（納豆）＋（梅干し）
程度の食事。重湯にもお粥にも黒ゴマ塩をかけて食べるとなおよい。

補食期間中に、腹痛または下痢が生じたら、これは過食によるものと考え、食を減らすべきです。

なお、サナトリウムでの「人参・リンゴジュース断食」は、9泊10日が標準コースですが、時間が取れない方には、「7泊8日」、「5泊6日」、さらには「3泊4日」で行う「ジュース断食」プログラムを用意しています。

これらのコースでは当然、補食期間も短くなりますが、「重湯食」2回は必ず摂っていただくようにしています。

第4章

「断食」健康法の素晴らしさは「人間とは何か」を教えてくれる

人類とともに歩んできた「断食」と先駆者たち

Ⅰ「空腹」健康法としての「断食」の本質を明かす

①「断食」健康法の誤解を解く

繰り返しになりますが、私はかつて、私の健康法に「断食」という言葉をためらいなく使ってきましたが、「断食」という言葉は、ややもすると、宗教的な厳しい自己鍛錬としてとらえられ、「健康法」としてのイメージにとらえられないという思いが最近だんだんと強く感じるようになってきました。

私は、医学を志した当時から、少食・断食の健康増進・病気改善効果の研究に強く惹かれ、1985年には専門的な実践施設を伊豆に開設する一方、メディアや著書の出版を通じ、啓蒙に努めてきました。

伊豆の施設で行っているのは、「人参・リンゴジュース断食」と私は名付けていますが、それは、厳密な指導と管理の必要な本格的なレベルの空腹健康法です。

「断食」と聞いて、断食→栄養失調→やがて死、という図式を思い浮かべて、即座に拒否反応をおこす人も少なくありません。つまり、天災、戦争、凶作などにおける「強制的断食」

すなわち「飢餓」を連想するのでしょう。

強制的ではない、自発的な「断食」にもいろいろな目的があります。古くは宗教的な苦行であり、あるいはハンガーストライキに象徴される抗議活動の手段、最近では、デトックスやダイエットでしょうか。しかし、私の「断食」はこれらのいずれでもなく、あくまで不調の改善・健康法としての「断食」です。

宗教的な苦行や政治的な抗議としての断食は、「命がけ」の行為で代償を求めての行動です。そこには、食べないことは身を削ることであり、生命を失うリスクがあるという考え方があるのでしょう。

ところが、健康法としての「断食」は生命の危機に直結するものではありません。断食をしていると、いろいろ不快な症状や体調不良が起きることがありますが、これは「好転反応」と呼ぶべきもので、2～3日経過すれば、なくなるケースがほとんどです。ただし、「好転反応」の出方は人によって違うので、場合によっては断食を中止する見究めが必要になります。1章の家庭でできる「空腹健康法」における「好転反応」についての対処で、各トライごとに注意を申し上げているのも、同様の理由によります。

「断食」が危険になるのは、すべて、体の状態を無視して過剰な負担を体にかけてしまうことが原因です。「断食」だからと、本当に水分や塩分まで一切断ってしまうのも生命の危険に繋がります。

私がおすすめする家庭でできる「空腹健康法」のゴールである石原式「1日ゼロ食（ジュース断食）」が週末にやれたからといって、「案外かんたんにできた」などと思って、伊豆の施設でやっているような1週間「断食」はもちろん、たとえ3日間でも自己管理だけで、続けるのはいけません。「空腹健康法」でも当然体重は減少しますが、ダイエットの方に目が行って、過剰な断食を行うのも×です。

ところで、みなさんは断食（fasting）と飢餓（starvation）の違いをご存じでしょうか。

断食とは、「身体の細胞・組織内に貯えられた栄養のリザーブで、自分自身の生命、健康を維持できる状態」なのであり、飢餓とは、「リザーブが使い果たされ、生命の危険がある状態」です。つまり、飢餓は死への過程ですが、断食は（適度な期間であれば、）健康を増進し、病気を治癒させる過程ということができます。

一般に、体重の40～45パーセントが失われたときを飢餓状態といいます。これに対し、体重の20〜25%が減少したときが、安全と危険とのクリティカル・ポイント（臨界点）といえるでしょう。

宗教的な修行や抗議の手段、あるいは健康法としての「断食」は自らの意志で行うものですから、生命に危険が生じれば、やめることが必要です。

② ヒトは食物なしでどのくらい生きられるか

それでは、自らの意志による、よらないは別として、ヒトは「断食」状態で、どのくらいの長期間、耐えられるものでしょうか。

「空気がなければ（息を止められれば）３分」、「水がなければ３日」、食物がなければ30日」で死ぬ、とされています。

果たして、実際にはどうなのでしょうか。いささか、古いお話も含まれますが、ヒトが長期間にわって「断食」を試みたり、強いられたりした事件をいくつかあげてみます。

人間という動物が食物がなくても、驚くほど長い期間、生きていられることがわかります。

◇１９２０年10月　ハンガーストライキ（アイルランド）

１９１９年に勃発したアイルランド独立戦争を背景に、コーク市の市長マクウィニー氏が獄中で同志13名とともにハンガーストライキを開始、74日目に市長が死亡し、88日目にもう2名が死亡、この時点でさらに1名が脱落したが、他の９名は94日目までハン・ストを継続し、いずれも健康であったという。

◇１９６３年３月26日　航空機墜落事故（カナダ）

ブリティッシュコロンビア州北部の山中に墜落した飛行機の生存者だった米国人パイロット、ラルフ・フローレス氏（41歳）と当時大学生だったヘレン・クラーベン嬢（21歳）は墜落事故後、実に49日ぶりに救助された。極寒の荒野で49日のほとんどを水と氷、そして僅かのお湯だけで生き延びた。救出されたときはフローレス氏は18kg、クラーベン嬢は14kg体重が減少していたが、医師団の診療では二人ともに健康状態は問題なかったという。

奇蹟の生還として事件は世界中に報道された。

◇その他

①インドのシーク教徒のランジート・シング（１７８０〜１８３０）は、墓に埋葬されたまま40日間すごし生還した。

②19世紀の半ばに出現した断食芸人、フランスのスッチイは、１８６６年から１９０４年の間、20日から45五日間の断食を10回も行なったという。

③フイチという牧師は、81歳のとき50日間の断食をやり、20歳代の青年のように若返ったという。

④ヨハネスブルグ（南アフリカ）のフォスター夫人が水以外何も口にせず１０１日間を過ごした（これまでの断食期間世界一の記録といわれる。）

◇断食の健康法としての本質を理解しない失敗例

１９２５年のドイツ医学誌（第６号）には、断食の失敗例が掲載されている。

それによると、「１９２５年３月２日に55歳の商人Ｎ氏は、何の病気もなかったが体力増強のために断食療法を行なうクリニックへ入院し、45日間の断食を行ない、体重が17kgロ減少した。断食があけた時は、何の異常もなかったのに、補食2日目に全身の筋肉痙攣《けいれん》がおこり、補食4日目には、うわごとを言いはじめ、6日目から精神錯乱がはじまり、8日目には嗜眠傾向になり、10日目に死亡した。

法医学者の解剖の結果、衰弱死という診断がなされた。ただし、N氏は長期断食後にヨーグルトや卵などを多量に与えられていたことが判明。

断食療法の専門家の意見は「死因は補食の失敗（動物性タンパク質や脂肪を多量に摂取したこと）にある」ということで一致したという。

●コラム● 理希ちゃんの〝奇跡〟

平成30年（2018）8月12日午前中に、山口県周防《すおう》大島町で行方不明となった藤本理希《よしき》ちゃん。県警や消防など延べ380人を動員して必死の捜索が展開されました。

帰省中の曽祖父の家の周囲はもち論、川と側溝をはじめ、4、5カ所のため池にはダイバーを潜らせ、海では海上保安庁の巡視艇で捜索。13日には、人の体温を感知するサーモグラフィーを乗せたドローンを飛ばしもしましたし、警察犬も動員して、必死の捜索。

「万一、生きていても72時間（3日）が限界」と言う専門家のご高見の中、大分県のボランティアの尾畑春夫さん（78）が、現地入りした翌朝、捜索を開始して、わずか30分後の午前6時半頃、曽祖父宅から北東約560メートルの山中の沢周辺で理希ちゃんを発見。

飲食を絶たれて73時間近く経っており、専門家のご高説によると「臨死に近い」はずなのに、尾畑さんが差し出したアメを、ガリガリと力強く噛んで食べた、という理希ちゃん。

搬送先の病院で「脱水症状はあるが元気。翌日の朝は、朝食におかゆやスイカを残らず食べ、起き上がって話すなど元気な様子…」と伝えられました。

専門家は「奇跡的」「何から何まで不思議」などと発言をしていましたが、奇跡でも不思議でもなんでもありません。人間も含めた動物の体は、空腹の時に生命を保つ術《すべ》を知悉《ちしつ》しているのです。

●コラム● そして大和君（6歳）の〝奇跡〟

平成28年（2016）5月28日、北海道の函館近くの山中に、家族で車で遊びに行っていた田ノ岡大和君（6歳）が、お父さんに叱られ、森の中に逃げ込んで行方不明に。

この時も、大がかりな捜索が行われ、専門家の言う「72時間」は、悠にオーバーしていた6日（144時間）後の6月3日、通常使われていない自衛隊の施設の中にいた大和くんを自衛隊員が発見。「もしかして大和くん？」と声をかけると、「はい」としっかりとした返事をして、隊員が差し出した「おにぎり」を美味しそうに食べた……」という記事も記憶に新しいところです。

大和くんは、施設の外にある水道の水を飲み、5月末から6月初めとはいえ、気温が下がる北海道の夜、施設の中のマットの間に身を入れて、暖をとっていた、といいます。この時も専門家の「奇跡」「不思議」というコメントが、新聞、テレビなどで報道されたものです。

人体を構成する60兆個の細胞の活動源は血糖です。空腹になると血糖が下がってきます。血糖（正常値50㎎～110㎎／㎗）が50㎎／㎗を切ると、ふるえ、イライラ、動悸（頻脈）などの低血糖発作が起こります。ひどくなると、失神、昏睡《こんすい》に陥ることもあります。人体内には、血糖を上げるホルモンはアドレナリン、グルカゴン、サイロキシンなど十種類ぐらい存在していますが、血糖を下げるホルモンはインスリン一つしかありません。このホルモン等のバランス構造から考えても人類は空腹の中で生きていたことがわかります。

Ⅱ　人類とともに歩んできた「断食」の歴史

人類と「断食」の関わりは、人類の発生とともに在ったといってよいでしょう。それは、身の回りの動物たちの行動からも見てとれます。犬を公園などで散歩させると、道ばたに生えている草を食べたりすることがよくあります。これは消化不良などで体調が悪いとき、草を食べることで嘔吐や下痢を起こさせるための吐瀉《としゃ》剤として食べるのです。これは犬に限らず、猫や、さらにはネコ科の大動物ライオンなどにもみられる行動だそうです。飼い主のなかには、毒草を食べてしまうことがあるのではと心配する人もいますが、動物たちには見きわめる自衛本能が備わっているようです。

断食も同じような自衛本能の一つで、動物たちは病気になったり、ケガをしたりしたときは、食べ物を摂らず、じっと休息します。つまり、ヒトも、サルであった時代から断食を自衛本能として備えていたということになります。

原始社会にあっては、医術は呪術とほとんど同じ意味でした。断食は、医学が未発達の時代、もっとも効果的な治療行為でしたが、その後、一定期間飲食を禁ずることはあらゆる宗教で儀式になりました。

① 医療行為としての「断食」に関することわざ・格言は太古の昔からある

冒頭でも記しましたが、私が好きでよく引用するエピソードに、六千年前のピラミッドの墓碑に〝Man lives on 1/4 of what he eats on the other 3/4 lives his doctor〟

ということわざが刻まれている由。

要するに、人間は食べすぎるから病気になり、医者も生計を立てられる、ということ。6千年前はともかく、太古の昔から、過食の害、空腹の有益性が認識されていたという事実がそこにはあると思います。

我が国にも、全く同じ意味の「腹八分に病なし、腹十二分に医者たらず」という古いことわざがあり、イギリスには「とびきりの少食（空腹）者が結局はもっとも食べる者となる」ということわざがあるそうです。

② 古代ギリシャの先達はこんなに「断食」に精通していた

〝6千年前〟ほど古い話ではありませんが、紀元前6世紀後半のピタゴラスの原理で有名な古代ギリシャの数学者ピタゴラスは、「断食すると頭が良くなる」と考え、しばしば長期間の断食を試みたといいます。

ピタゴラスにやや遅れて、紀元前5世紀初めごろのギリシャの歴史家ヘロドトスは、「エジプト人の健康と若さのもとは、月3日の断食と、浣腸、嘔吐によって胃腸を洗滌することにある」と言っています。

同じくギリシャの医師ヒポクラテス（紀元前４６０年ごろ〜紀元前３７５年ごろ）は、「食べたい放題食べると身体の害になる。病人に食物を強いると病気の方まで養うことになる」と喝破しています。

ヒポクラテスの「運動と食事が健康に及ぼす重要性」についての見解は「ディアイタの知恵」と呼ばれ、彼の功績の一つにあげられています。（ディアイタとは英語のダイエットの語源で、生活、暮らし方といった意味があり、「ディアイタの知恵」とは「正しい食生活」といった意味になります。）

ヒポクラテスは「医学の父」、「医聖」と呼ばれるように、医術を呪術や迷信から解放し、科学的医学の基礎を確立し、医師としての心得・倫理について現代に通じる見解を残した人物で、空腹健康法を実践し、その効果を体験していただくために私が運営している伊豆のヒポクラティック・サナトリウムには私の思いを込めて「ヒポクラテス」の名を冠しているのです。

③ 古代から宗教上の経典に遺された「断食」の歴史

宗教上の「断食」で、もっともよく知られているものの一つにイスラム教の「ラマダーン」があり、旅行や就労ビザでのインドネシアやマレーシアからの入国者の増加もあって、わが国でも広く知られるようになってきています。「ラマダーン」には、もともと「断食」という意味はなく、イスラム暦の「第9番目の月」を指す言葉だそうです。この「聖なる月」に「断食」を行うことが義務づけられていることから、「ラマダーン」と「断食」が同じ意味で使われるようになったようです。

「第9番目の月」＝ラマダーンはムハンマドが神の啓示を受けた月ですが、ラマダーンを断食の月としたのは624年のこととされます。それまで、ムハンマドは、ユダヤ教の「贖罪の日（ヨム・キプール）」＝ユダヤ暦の「1月10日」に倣って、断食を行っていたことからもわかるように、ムハンマドが始めたイスラム教は、いわばユダヤ教やキリスト教の宗教改革とみることもでき、ユダヤ教やキリスト教の強い影響下で生まれたことがわかります。「旧約聖書」はキリスト教の聖書であると同時にユダヤ教の唯一の聖書ですが、そこにはモーゼが40日間にわたって断食したことが記されています。カトリックではモーゼの荒野での断食にならって、復活祭の前の４０日あまりを断食の時期としています。

ヒンズー教には、年二回ほど「ナブラトリ（九夜祭）」という10日間の断食行事があります。

数年前、米国を訪問したインドのモディ首相は、米国滞在期間がヒンズー教の断食「ナブラトリ」にあたることから、訪米中はレモネードにはちみつを入れたものや紅茶だけを口にする断食を行ったといいます。敬虔なヒンズー教徒である同首相はこの断食をそれまでずに40年間続けていたそうです。

ヒンズー教では、特定の曜日を断食の日としていることも多く、そういった日にはレストランでは肉を出さないとか、閉店にしてしまうところもあると聞きました。

インドではヒンズー教に限らず、牛や豚を食べないという習慣や菜食の文化が広く根付いていますが、アーユルベーダの影響もあって、健康法としての断食と宗教上の断食がほかのどの地域よりも深く結びついたのかもしれません。

古代ギリシャの哲人たちが早くから気付いていた「少食」（あるいは「断食」）の心身に及ぼす有益性ですが、とくに「心の健康」へ及ぼす好影響が、いろいろな宗教で今日も行われてる〝断食〟につながっていったのではないかと思われます。

唐の義浄三蔵のインド見聞記である『南海寄帰伝』に、お釈迦様が、「……五体のどこかに患があれば、まず食物を絶つべし」と言ったとあります。

我が国でも、天台宗の比叡山延暦寺の「千日回峯行」は、宗教的な荒行として有名ですが、そのなかでももっとも過酷な「堂入り」という修行は足かけ9日（丸7日半）食物はおろか水も断つ完全断食だそうです。悟りを得るために命がけで行うものですから、もとより健康増進法とは無縁です。

④ 医術として進化を遂げた「断食」の歴史〜世界と日本

宗教の断食は心の修行としての側面が強いものの、エジプトやギリシャ、地中海沿岸の国々の寺院では、断食を病人の治療にも用いていたということも伝えられています。

先史時代、一定の集団・社会が成立したところには必ず、自然発生的な「宗教」があり、祭祀がありました。集団の長は宗教と未分化の政治的なリーダーであり、呪術的な力を持った祭りの主宰者であり、預言者かつ医師でもありました。部族のものが病気やケガになるとリーダーはまず祈祷や秘伝の薬草などを用いて治そうとしますが、結局は、病を治すのにもっとも有効な方法は「休息」と「絶食」であると経験的、相伝的に知っていたに違いありません。

社会の発達とともに原始宗教が今日の宗教のもととなる教義や体系をもったものへと姿を変えてゆくにつれ、「絶食」つまり断「断食」と「安静」そして「瞑想」はほとんどすべての宗教において、修行の手段として大きな役割を持つようになりました。

紀元前4世紀、アレキサンダー大王がペルシャを打ち負かしたころ、文化や経済の先進地域は中東から西アジアが中心で、西方はせいぜい地中海沿岸に広がりを見せていた程度でした。

11世紀になっても、この実体は余り変わっておらず、キリスト教世界とイスラム教世界とが衝突した歴史上の大事件、「十字軍遠征」の実体は、ギリシャやローマに代わって勢力を拡大したフランス、ドイツ、イギリス、スペインなど「野蛮な」西ヨーロッパ連合が豊かな文明社会であるイスラム世界の富を奪おうとしたためであるという歴史学的見方もあります。

医学もしかりで、アッバース朝の時代、時のカリフは首都バグダードに最新技術をもった医学校や病院を建てるなど、医学の進歩を支援し、地方のイスラムの首長たちもこれにならったため、イスラム世界の医学技術はより科学的、先進的なものになって行きました。

イスラム教の創始者ムハンマドは「学問には断食と同じ価値がある」という言葉を残していたそうですが、イスラム社会が人種・宗教にこだわらない柔軟な姿勢を保ったことが、ローマ医学にインド医学、さらに中国医学までを取り入れたアラビア医学が花開いた理由のひとつです。

9世紀末期に登場したアル・ラージーはイスラム世界の最高の医師であり医学者と評されています。つまりはその当時の世界で最も優れた医師ということになります。ラージーは発熱が体の防御機能の一つであるということを発見しています。

ラージーから約1世紀を置いて、『医学典範』を著した医学者であり、科学者でもあり、哲学者で当代最高の知識人と評されるイブン・シーナー（990〜1037）が現れます。

私は、断食もしくは少食（空腹）が、〝治療〟に積極的に利用され出したのは、イブン・シーナーくらいからと考えています。彼の治療法は、患者に約1ヵ月の断食をさせ、その間は散歩や軽い体操をすすめ、日光浴、それにマッサージを施すと言ったもので、この方法により、かなりの数の難病者を救ったといわれます。

その後は、西欧社会が主導権を握ります。

少し飛びますが、ドイツのフリードリッヒ・ホフマン（1660～1742）が脳卒中、胃潰瘍、痛風、リウマチ、壊血病、皮膚病などの病気に断食療法を用いて、「最良の治療法は断食である」と結論しています。

19世紀半ばになると、アメリカのジョン・デューイ博士らにより、科学的に断食療法の効能が研究され、20世紀になると多くの医学者が断食の有効性を唱えるようになりました。

アメリカのターナー博士は、自分自身、米国医学アカデミーの監視のもとに、40日間もの断食を行ない、その有効性を医学界のみならず一般に知らしめました。

同じくアメリカの有名な作家アンプトン・シンクレアは自分自身の種々な病気を、11日間と8日間の2回の断食で完全に治し、その体験をもとに、1911年に『断食療法』『現代人の生活戦術』を著わしました。両著ともまたたく間に全世界で出版されるほどのベスト・セラーになったのです。

1914年になると、F・ゼゲセルは、断食の効果を多くの臨床例から証明した「断食療法」を出版し、ベルナール、ハイグ、メイラー、ラマン、ノールデンなどの医学者も「断食」を研究し、その功績により、断食療法も自然療法の1つとして、医学界でも認められるようになりました。
1920年、アメリカのテキサス州、サンアントニオにハーバート・シェルトン博士による断食療法病院が設立され、約五万人の難病患者が断食療法で救われたといわれています。

さて、日本でも宗教的意味合いの中で、かなり古くから断食が行われていましたが、江戸時代には「小食健康法」を唱えた人がいます。

江戸時代の観相家、水野南北は、「食を少なくすることこそが、健康長寿のみならず、富裕や立身出世をする道である」という言葉を残しています。南北は21歳の頃に観相学を志し、火葬場の穏亡《おんぼう》（死者を荼毘《だび》に付し、遺骨にする仕事）になって死人の相を研究したり、全身の相を研究するために、風呂屋の三助《さんすけ》になったりもしたとのこと。

南北は若いころは悪事に手を染め、刃傷沙汰も日常茶飯事というやくざ者でしたが、放埒が祟ってか、人相見に死相が出ているといわれたため、これまでの罪滅ぼしに出家を思い立ったところ、寺の和尚に「半年間、麦と大豆だけの食事を続けられたら、また来なさい。」と一旦は断られました。悪事とはスッパリと手を切り、人足などしながら、言われた通りの食事を六カ月続けると、健康を取り戻したばかりか、人相までも変わり、死相もすっかり消え、運勢も上向きとなりました。南北は、この経験に加え、入牢していたときに罪人の人相と運命の相関関係に興味をもったこともあって、観相師を志したといいます。「節食を介して人相が変わり、人相が変わると運勢もよくなる」という極意を軸に、観相学の本を何冊も著しています。

そうした南北がしたためた本の一文には、「それ、人、食を本とす。……故に人の良薬は食なり。人を相するに、先ず、食の多少を聞き、是によって生涯の吉凶を弁ずるに万に一失なし。一箇年先に大難のある事を見極めしむると言えども、其の時より食を厳重に慎しむ者は、必ず是を免れ、反ってその年に当たり、思わず吉事来たる者多し。生涯貧窮の相ありと言えども、益々、食を慎しみ、是を用うる者は相応の福有と成って、今人に知れ、大いに用いらるる者多し。……故に富貴、貧賤、寿夭、窮楽……皆、飲食の慎しみにあるべし」とあります。

我が国で病気の治療法として断食が注目されるようになったきっかけは、明治・大正時代の小説家・村井弦斎氏が、大正四年（1915）に1週間、同5年（1915）に30日間の断食を行い、自身の病弱を一掃させ、その体験をもとに「断食療法」を著わしたことなどによるようです。

さらに、大正8年から10年にかけて、法学博士の今井嘉幸氏が、長年の宿痾の気管支喘息を、数度断食することによって克服したことで、ますます断食療法に関心が集まるようになっていきました。

その後、昭和5年（1930）1月に、大阪医大の外科部長であった大橋兵次郎博士が、断食が結核や梅毒、風邪などの感染症に有効である理由を解明しようとして、京都嵯峨の覚勝院断食道場で自らを実験台として、断食による生理的変化の研究を行い、断食1週間から10日目くらいに、血液中の白血球の数が増加することをつきとめました。

断食療法の効果を認める医師も徐々に増え、東北大学の産婦人科の九島勝司教授らが心身症や婦人科の病気に断食療法を用いて効果を得たことが、昭和47年（1972）4月9日付朝日新聞に「西洋医学も力添え、臓器の働きがよくなる」という見出しで掲載され、断食療法の効果が全国紙に広く解説されるまでになりました。

Ⅲ「断食」療法の研究者たちと研究報告例

昔から人間の永遠のテーマは「健康長寿」にありましたが、世界的学者たちは「空腹」と健康長寿について、それぞれ注目すべき研究をしてきました。

「若返り」とはつまるところ、「長生き」と同義と思いますが、空腹が生物を長生きさせるということについては様々な研究報告があります。

❶ジュリアン・ハクスリー

イギリスの生物学者ジュリアン・ソレル・ハクスリーは、飼育しているミミズのなかの1匹だけを隔離して、周期的に断食させて観察したところ、他のミミズに比べて19世代分も長生きした、と報告をしています。

❷C・M・チャイルド教授

シカゴ大学で長年教鞭をとり、動物の細胞の再生や老化に関する数多くの研究を行ったことで知られる、C・M・チャイルド教授は、「ある種の昆虫では、十分な食物を与えると、3～4週間で生命を終わる。しかし、食物をかなり減らすか、絶食を強いられた昆虫は、活動性と若さを、少なくとも3年くらいも保ちつづける」ことを発見し、「断食しているものは、まるで老年期から胎生期へ戻ったかのような若返りをみせる」と記しています。

❸ド・ヴリーズ博士（フランス）

「断食すると皮膚の若返りがとくに著しく、シワがとれ、しみ、そばかす、発疹、吹出物が消えていく」と述べています。

❹ハーバート・M・シェルトン博士

米国カリフォルニアで五十年以上も自然療法の病院を経営し、幾多の難病を救ってきたシェルトン博士は、断食の効用について、具体的に次の事柄をあげています。

①視力の回復
②時として、何年もの間続く「難聴」が聴力を回復することがある。
③味覚と嗅覚の回復、とくにデリケートなにおいをかぎわける能力の回復
④活力の回復

⑤精神力の回復
⑥体重減少
⑦種々の機能的能力の回復
⑧消化力の促進、胃腸機能の増進
⑨顔の小ジワの消失
⑩血圧の低下、心臓、循環器機能の亢進
⑪前立腺肥大の解消
⑫性的機能の若返り
⑬その他諸々の若返りの徴候

そして、これらを総合して、「皮膚は若々しくなり、色つやがよくなる。眼は生き生きとし、表情がよくなり、10～20歳も若く見られるようになる。この皮膚の若返りは、表面には見えないが、身体全体の若返りの表われである」とまで言っています。

（出典「Fasting can save your life」）

とくに最後にご紹介したシェルトン博士の理論や療法には、私が「人参・リンゴジュース断食」を確立し、サナトリウムを開設するうえで、共鳴する部分が多くありました。

私自身も年に1回は1週間の「人参・リンゴジュース断食」療法をやっています。自画自賛にとられるかもしれませんが、確かに皮膚は絹のようにスベスベし、眼が澄み切り、頬に紅がさす……という「若返り」をいつも感じています。とはいえ一般の方は、やりすぎは禁物。ご家庭では「1食〜2食〜3食」断食までとし、2日以上の断食はしっかりした施設で経験者の指導のもとに行う必要があります。

ヒポクラティック・サナトリウムの「断食生活」体験報告

本書を手に取ってくださった読者の皆様には、私の断食施設にいらっしゃらなくても、ご家庭でご自分でできる「空腹」健康法のやり方やその効果を身近に知っていただくために、すでに章末や本文中に体験報告をご紹介してきました。これまでの説明でおわかりいただけていると思いますが、朝食抜きから始める石原式「空腹健康法」は伊豆のサナトリウムで行っている「人参・リンゴジュース断食」が基本になっています。

悩んだり苦しんだりの長い道のりを越え、私のサナトリウムに来館されたり、「断食」経験のある方々の手紙を数例紹介させていただきたいと思います。同じ悩みに苦しんでおられる方が、数多くいらっしゃることを知って、ご自身の体調を「空腹」健康法で治し、元気に未来に羽ばたいていただくことを切に願うものです。

【体験報告11】
1週間の「にんじんジュース断食」で「空腹の時間」を保ち、若返り効果
総合病院・院長Y氏（男性・55歳）

本日で、サナトリウムでの7泊8日のにんじんリンゴジュースの断食生活が終了しますが、自分でも顔色が良くなり、髪も黒くなってきているのがわかり、驚いています。この体験は私の人生にとって、素晴らしいものになりました。心より御礼申し上げます。

来院前に、先生のご著書を5、6冊拝読し、お考え方に感銘を受け、思い切って来させていただきましたが、本当によかったと思っております。

私事になりますが、私は、1992年に日野原重明先生の米国ホスピスツアーにお供させていただいたことがきっかけで、日本のがん患者の終末期の悲惨さをなんとかしたいと思う気持ちが高まり、当地で初めてのホスピスを作り、今まで2千人ほどの方々を看取ってまいりました。この分野も多くの方々が担って下さるようになってまいりましたが、一方で、健康寿命をなんとかしないと、平均寿命ばかり伸びて、日本が不健康な老人ばかりになってしまう危機感が募っていました。

今回の体験で自らの体が癒されたこともありますが、今後、私どもがとり組むべき医療の方向性について、大変有益なご示唆をいただいた思いでおります。

今後とも、先生のご指導をいただきたく、どうかよろしくお願い申し上げます。

【体験報告12】

5日間の人参ジュース断食で9キログラム減、薬の副作用も減った!

M・Sさん(女性・65歳)

拝啓　寒さが戻ったり、暖かくなったりの繰り返しの中で、確実に春の音が聞こえるようになりました。先生には忙しくご活躍のことと存じます。さて、私はD先生のご紹介で、2月21日よりサナトリウムにお世話になりましたM・S子です。

「人参ジュース断食」は、5日間という短い期間でしたが、おかげさまで体重が70kgから61kgに減りました。本当に体が軽くなりました。

かかりつけの内科の先生もとても喜んでくださり、いつもいただいていた薬が減りました。

家族の反響が大きく、翌日よりわれもわれもと人参ジュースを飲むようになりました。

主人も息子も体重を減らすように言われ続けておりましたが、なかなか実行できずにいましたが、私の変化を目の当たりにして、本気で今頑張っているところです。

ほんとうは先生のところに一度お伺いすることができるといいのですが、すぐには休みが取れないようで、残念な限りです。孫たちも健康のために飲んでいます。

毎日大量の人参とリンゴでジュースを作ることが日課となりました。

本当におかげさまです。ありがたくて感謝の気持ちでいっぱいです。これからもいつまでも元気でいられるよう、人参ジュースとともにがんばります。

今後ともよろしくお願いもいたします。

【体験報告13】

高脂血症・高血糖・高尿酸血症・脂肪肝……

すべての検査値が正常値まで改善し、精力もアップ　弁護士Z氏（男性・57歳）

ふとしたことから、3ヶ月前、先生の保養所に9日間お邪魔し、1週間のジュース断食と３日間の補食を体験する機会があり、体重が７㎏減少し、心身ともにすこぶる爽快になり、うきうきとしながら東京に帰ってまいりました。

私は弁護士を業としています。

身長は１６８㎝で、体重75㎏、１回10万円の人間ドックを毎年２回ほど受けていましたが、おおむねその数値は……

中性脂肪３００〜３５０㎎／㎗（正常値５０〜１５０㎎／㎗）

血糖１３０〜１４０㎎／㎗（正常値６０〜１１０㎎／㎗）

尿酸値８・５㎎／㎗（男性の正常値７・０㎎／㎗以下）

GOT６０・GPT７０（＝脂肪肝、正常値 GOT ４０以下、GPT ３５ 以下）

血圧１６０／１００㎜Hg（正常値１００〜１４０／５０〜９０㎜Hg）

医師からは、「このままでいくと必ず、心筋梗塞や脳梗塞で取り返しのつかないことになる」と、「摂取カロリーを控えやせなさい、そして、よく動くように」との指導を受けて実行しましたが、全く効果がありませんでした。

帰京後、かかりつけの医師の所で採血をしてもらい、翌日結果を聞きに行ったところ、カルテに貼ってある検査結果は……

中性脂肪１１８㎎／㎗

空腹時血糖を９６㎎／㎗

尿酸値6・8㎎／㎗
GOT36・GTP28
血圧132／76㎜Hg

明らかに正常値に収まる数値を示していましたが、先生は看護師さんに「採血した血液を他の人のものと間違えたのではないか」と言い出す始末。これまで、たくさんの名医と言われる人の「健康講座」を聞きに行っても、要領を得ず、「これだ」という健康法をつかみかねていましたが、保養所にて、先生の2時間にわたる爆笑に次ぐ爆笑の中にも真理をついた講演を拝聴し、これまでの疑問がすべて解決、氷解しました。

(1) いくら栄養学上のカロリーを計算して食べても、過食であったこと
(2) 無造作に摂っていたお茶やコーヒーなどの水分が多すぎたこと
(3) 平常体温が35・9℃と低かったこと

に気づきました。その後、「朝だけジュース断食」、すなわち、「朝は人参ジュースをコップ2杯に生姜紅茶一杯、昼は蕎麦、夜は和食中心に何でも食べ、お酒も飲む」を続けたところ、3ヶ月目の現在60㎏と20代の体重に戻りました。平熱も36・5℃に上がりました。

また久しく忘れていた妻との房事も復活。若返ったと実感しました。先生には、生命の恩人と心より感謝しており、重ねて御礼を申し上げます。

★特別収録

アルピニスト野口健《のぐちけん》さん
サナトリウム体験報告「断食生活からのある気づき」

もうかれこれ10年以上前から通い続けているヒポクラティック・サナトリウム。伊豆の伊東の山中にある静かな施設です。僕の健康管理はここを抜きには考えられない。肉体だけでなく精神をも休めるのが目的。院長はテレビでもよく見かける石原結實先生（イシハラクリニック院長）だ。石原先生は、にんじんジュースなど、東洋医学を取り入れた独自の食事療法を指導されることで有名。1日9杯のにんじんジュースと生姜湯、具なしの味噌汁1杯で過ごす。早朝にその周辺を散歩、午後にはスポーツジムで汗を流す。夕方は温泉にサウナ（保養所以外の温泉も使用）、そして体に生姜湯に漬かした湿布を背中とお腹に巻きつけることにより浄血器管である肝臓や腎臓の動きを活発化させ毒素を排除するといったメニューを毎日繰り返すのだ。

断食5日目を過ぎたあたりから自分の吐く息の臭さに驚く。尿の色も濃くなり、8日目には宿便の排泄、汗もベタベタし、口の中は唾液がネトネトとなり、舌が黄色っぽくなる。断食によって血液中の老廃物や汚れが分泌、排泄されていく過程だとのことらしいが、汚いものがどんどん自分の体から排泄されていく経験は毎日が驚きの連続だ。異臭が漂う自分の部屋にいると、いかに日ごろの不規則な生活で血液を汚してきてきたかを実感する瞬間でもある。

そしてなかなか寝つけなかったのが断食中はびっくりするほど寝られた。よくお坊さんが悟りを啓くために断食を行うが、断食中は脳波にα波が出るからだという。事実、東京にいるときは、休みの日でもどうしても仕事のことばかり考えてしまう。しかし、断食中は緊張感もなくなりボケーと、心底リラックスしていた。こんなに安らいだのはいつぶりだろうか。記憶にない。

実際に断食を経験してみると　自分の体の変化なりがよく感じられ、いかに自身の肉体を理解せず無頓着であったかを気がつかされる。そして医学的なことはよく分からないが、朝目覚めたときの爽快感はなんともいえなく気持ちがいい。心身共に浄化されたことが感覚で伝わってくる。腕や股にできていた蕁麻疹がいつの間にか消えていた。そしてなによりも日ごろ無意味に必要以上に食べ物を口にしていたことを痛感させられた。ただでさえ肉体を酷使してきた。時間がとれないからとそのまま突っ走ってきたが、一つしかない体だ。我がままを承知の上で断食のために長期間スケジュールを空け、東京を離れ伊豆の山の中で過ごしたこのひと時はいままで感じたことのない時間の流れであり、余裕のなさからか今まで見えていなかった部分や新たな価値観が芽生えたような実に清々しく新鮮な体験であった。エベレストや富士山をきれいにするのもいいけれど、その前にまずは自分の体内をきれいに掃除しておけってことです。

（野口健さんのブログより抜粋・収録）

＜著者紹介＞

石原結實（いしはら ゆうみ）

1948年、長崎市生まれ。長崎大学医学部卒業。後、同大学院博士課程修了。医学博士。

難病の食事療法で世界的に有名なスイスのベンナー病院や、長寿地域のコーカサス地方（ジョージア）などで自然療法を研究し、漢方薬の知識と合わせ独自の食事療法を提唱している。イシハラクリニック院長、ヒポクラティック・サナトリウム所長。先祖は代々、「種子島藩」の藩医。

伊豆のサナトリウムで実践されている独自のイシハラ式断食（空腹健康法）は、各界要人たちの高い評価を得ている。本書は、“「空腹」が病気を治す”という著者の信念の研究と実践から生まれた石原メッソドのバイブルである。誰でも簡単にできる方法から、本格的「断食」健康法まで、余すところなく紹介した。

現在、テレビ、雑誌、講演会などで幅広く活躍中。著書は300冊以上にのぼり、米国、ロシア、ドイツ、フランス、中国、韓国、台湾、タイなどで合計100冊以上が翻訳されている。ベストセラー『「体を温める」と病気は必ず治る』（三笠書房）をはじめ、『「食べない」健康法』（PHP）『なぜか免疫力が高い人の生活習慣』（幻冬舎）『50歳からの病気にならない食べ方・生き方』（海竜社）「免疫力を高めてウイルスに勝つ食べ物、暮らし方」（新星出版社）など、続々話題作を世に送り出している。

「空腹」の時間が病気を治す

2020年7月9日　第1刷発行

著　者　石原《いしはら》　結實《ゆうみ》
発行者　尾嶋四朗
発行所　株式会社 青萠堂

〒162-0808　東京都新宿区天神町13番地
Tel　03-3260-3016
Fax　03-3260-3295
印刷 / 製本　中央精版印刷株式会社

落丁・乱丁本は送料小社負担にてお取替えします。

ISBN978-4-908273-22-3 C0047